PRIX : 2 FRANCS

LE MIASMIFUGE

FILTRE A AIR PORTATIF

BREVETÉ S. G. D. G., LE 23 FÉVRIER 1883

SA DESCRIPTION

ÉNUMÉRATION ET DESCRIPTION

DES

MIASMES CHIMIQUES

CAUSES DE TOUTES NOS MALADIES

TRAITÉ DE THÉRAPEUTIQUE

POUR PRÉVENIR, ENRAYER, SUPPRIMER

TOUTES NOS MALADIES

PAR

M. LE SUEUR

48, *Boulevard de Port-Royal.* — PARIS.

PARIS

IMP. A. PARENT, A. DAVY, successeur,

52, RUE MADAME ET RUE MONSIEUR-LE-PRINCE, 14

1884

LE
MIASMIFUGE

PRIX : 2 FRANCS

LE MIASMIFUGE

FILTRE A AIR PORTATIF

BREVETÉ S. G. D. G., LE 23 FÉVRIER 1883

SA DESCRIPTION

ÉNUMÉRATION ET DESCRIPTION DES MIASMES CHIMIQUES

CAUSES DE TOUTES NOS MALADIES

TRAITÉ DE THÉRAPEUTIQUE

POUR PRÉVENIR, ENRAYER, SUPPRIMER

TOUTES NOS MALADIES

PAR

M. LE SUEUR

48, *Boulevard de Port-Royal*

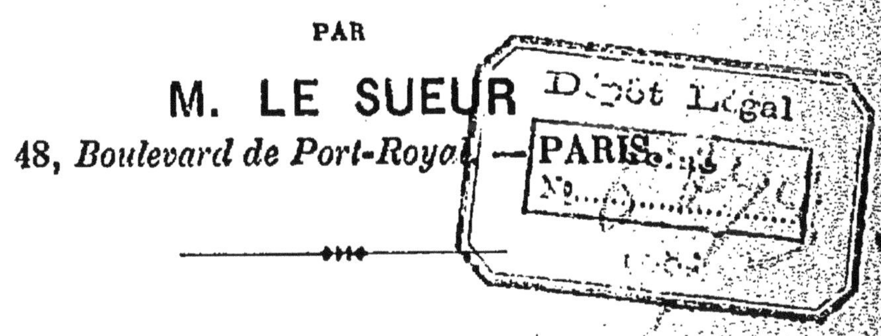

PARIS

IMP. A. PARENT, A. DAVY, successeur,

52, RUE MADAME ET RUE MONSIEUR-LE-PRINCE, 14

1884

LE

MIASMIFUGE

BUT DES MIASMIFUGES.

Les miasmifuges sont des appareils destinés à protéger la santé, la constitution de nos organes, et plus encore la vie contre l'absorption des miasmes morbides par la voie pulmonaire. Ils isolent notre organisme d'un air ambiant chargé de ces éléments destructeurs, absolument de la même façon qu'un scaphandre protège un homme qui marche au fond d'un fleuve, contre l'asphyxie par submersion, et cela le temps de passer d'un milieu d'air nuisible dans un autre entièrement composé d'air parfaitement pur et vivifiant.

Différentes sortes de miasmifuges.

Il y a trois sortes de miasmifuges :

1° Deux miasmifuges filtrants ;

2° Un miasmifuge composé élémentairement

d'une provision d'air pur renfermé dans un sac disposé *ad hoc*.

Des deux miasmifuges filtrants, l'un est à filtre liquide: c'est une sorte de flacon de Woulf, portatif. Nous lui donnons une forme ordinaire et admise dans les us et coutumes, celle de la pipe.

L'autre est à filtre spongieux imprégné de liquide; nous lui donnons la forme connue du porte-cigares.

Mais les miasmifuges filtrants qui, on le voit, sont très faciles à porter sur soi, peuvent être dissimulés sous autant de formes que les dames pourraient le désirer pour elles, à savoir: sous formes d'oiseaux, de bouquets, de fleurs artificielles, ou plus simplement de mouchoirs de poche.

Notre miasmifuge à réservoir d'air peut rendre de grands services aux pompiers, surtout aux puisatiers et aux égoutiers, auxquels il peut, à l'occasion, permettre de surnager dans un torrent d'eau. Cet appareil est, en effet, destiné aussi pour la préservation des nageurs.

Antécédents.

Le miasmifuge trouve ses antécédents dans le système de pipes et de cigarettes camphrées inventées par Raspail pour lutter contre les micro-organismes. Ce système avait le tort de paraître avant les belles découvertes que M. Pasteur vient d'achever. Il agissait au petit bonheur, et devait guérir par hasard.

Le miasmifuge perfectionnera le système Raspail, sans aller sur les brisées des deux grands savants dont je viens de noter les belles et magnifiques découvertes scientifiques.

Le miasmifuge aura sa théorie précise, son ennemi à vaincre, son ennemi connu.

Il aura aussi sa thérapeutique appropriée, et je ne doute pas qu'il vienne à jouir d'une vogue justement méritée.

DESCRIPTION DES MIASMIFUGES.

1° Miasmifuge à filtre liquide :

Nous disons que c'est un flacon de Woulf portatif et disposé en forme de pipe.

Nous y trouvons donc les éléments de la pipe, à savoir :

Le fourneau et le tuyau qui la tient à la bouche.

Nous y trouvons les éléments du flacon de Woulf, à savoir :

1° Un liquide pour filtrer l'air impur ;

2° Un tuyau adducteur de l'air dans le liquide.

Il ne nous reste plus qu'à mentionner les détails suivants :

Le tuyau de la pipe est destiné à aspirer de l'air ; en conséquence, il est situé à la partie supérieure de l'appareil comme dans le flacon de Woulf, à seule fin de ne pas être en contact avec le liquide.

L'entonnoir de la pipe étant destiné à contenir un liquide, est complètement obturé à la partie supérieure, si ce n'est pour le passage du tuyau adducteur de l'air à filtrer. Et comme le liquide pourrait encore trouver une issue par ce tuyau, nous avons muni l'orifice externe du tuyau adducteur d'un bouchon mobile et constitué par une pédale analogue aux touches des clarinettes. Cette pédale possède les mouvements d'élévation ou d'abaissement, sous l'action d'un levier coudé, dissimulé le long des parois du fourneau.

Pour terminer, nous ajouterons que le tube adducteur plonge dans un liquide fort restreint. Pour donner à cette petite quantité de liquide la faculté de purger l'air qui y est introduit, nous tamisons et pulvérisons l'air, en le forçant de passer par un tamis métallique très fin disposé à la partie inférieure du tube adducteur, celle qui plonge dans le liquide du fourneau.

INDICATIONS :

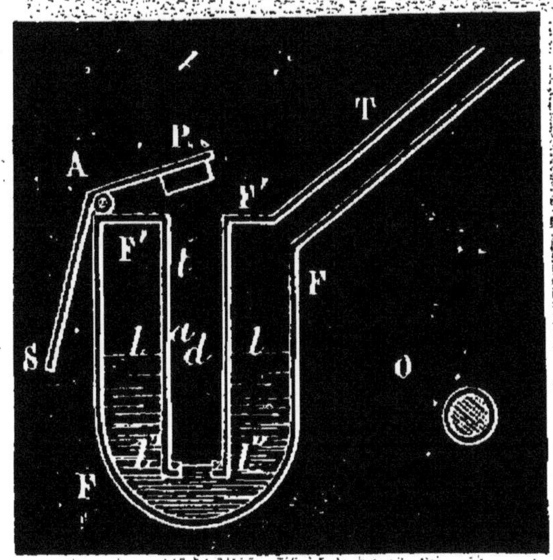

N° 2.

Coupe du miasmifuge à filtre liquide.

T. Tuyau d'aspiration de l'air purgé dans le liquide du fourneau.
l'' l'' l l. Liquide contenu dans ce fourneau.
F F. Fourneau.
F' F'. Obturation de l'entonnoir du fourneau.
t ad. Tuyau adducteur de l'air à filtrer.
S A P. Pédale mobile articulée en A, présentant le bouchon obturateur mobile en P pour former l'orifice externe du tuyau adducteur t a d, et le levier coudé qui la met en mouvement P A S.
O indique le disque du grillage tamiseur de l'air dont on voit la coupe plongée dans le liquide du fourneau en l'' l''.

2° Miasmifuge à filtre spongieux :

Ce miasmifuge a la forme d'un porte-cigare;

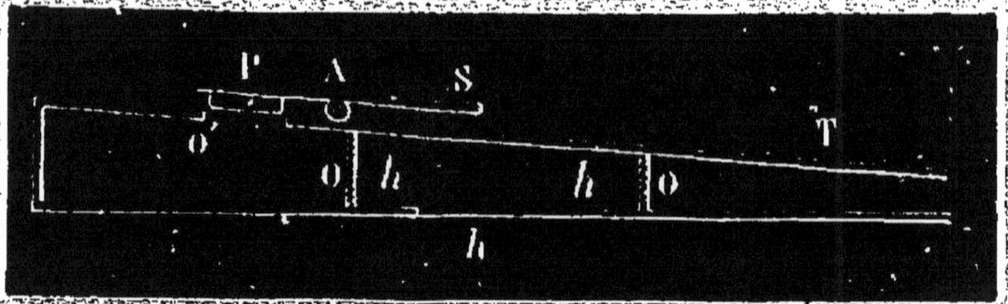

INDICATIONS :

T. Tuyau d'aspiration buccale de l'air filtré à travers la substance spongieuse.
OO. Tamis situés en avant et en arrière de la substance spongieuse humide.
h. Substance spongieuse humide.
P A S. Pédale obturatrice présentant son articulation en A ; son levier P A S et son bouchon mobile en P.
O'. Ouverture d'aspiration de l'air impur.

Usage des miasmifuges filtrants.

Quand on se reconnaîtra, sur mes indications, en présence d'un air oxygéné, mais chargé de miasmes, on portera à sa bouche le tuyau d'aspiration de l'un ou l'autre miasmifuge ; on aspirera l'air par la bouche en ayant soin d'appuyer le doigt sur la pédale pour déboucher le tuyau adducteur de l'air. Ensuite on remettra l'appareil dans sa poche. Dans l'espace de quelques secondes, on aura évité ainsi les atteintes des maladies causées par les miasmes.

(Les gravures ci-incluses sont avant tout théoriques pour la simplicité des explications.)

3° **Miasmifuge à réservoir d'air pur :**

Cet appareil est un sac analogue, par exemple, aux ballons du Louvre. On l'arme d'air pur en le

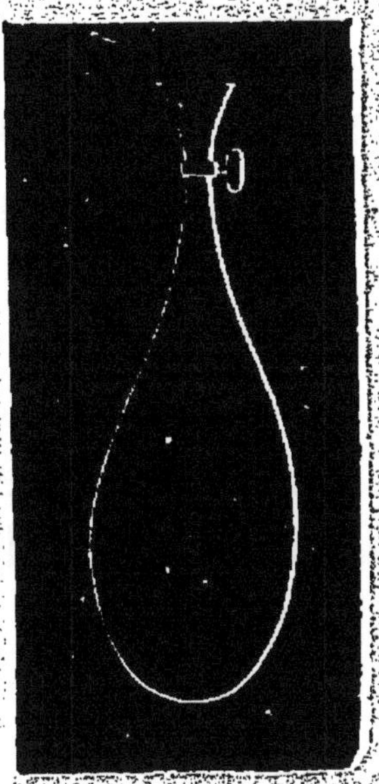

gonflant avec une boule de Gariel en caoutchouc, et on ferme le robinet d'entrée de l'air une fois l'appareil gonflé.

Usage.

L'usage est d'une simplicité très grande. Un puisatier, un vidangeur, un égoutier sont armés de cet engin qui peut très facilement se fixer dans le dos sans, par conséquent, gêner le travail de ces hommes.

Un gaz asphyxiant vient-il à se dégager? Si l'homme le respire, il est foudroyé; s'il ne le respire pas, il est sauvé!

Il prend son miasmifuge, applique l'orifice buccal contre sa bouche et presse le sac d'air pour prendre une respiration. Il fait de même, jusqu'à ce qu'il soit sorti, soit de l'égout, soit de la fosse d'aisances, soit du puits, remplis d'émanations délétères.

Un torrent vient-il, à la suite d'une pluie abondante, enlever un égoutier? Celui-ci surnagera par la force de son réservoir, de son ballon plein d'air, et il aura, quatre-vingt dix-neuf fois pour une, l'occasion de se sauver.

Enfin, pour terminer, donnons à un nageur mon ballon dégonflé; celui-ci l'accroche à son caleçon, peut même le mettre en partie dedans ou avoir une bretelle, une ceinture pour l'accrocher. Il se lance à tous les hasards de la natation. Vient-il à être pris par la fatigue ou par une crampe, ou par une herbe? Il saisit le miasmifuge, le gonfle avec ses poumons et ferme le robinet. Il accroche le ballon gonflé à sa ceinture et surnage, en dépit de sa fatigue, de sa crampe, ou de l'herbe dont il a le temps de se débarrasser. Il est sauvé de l'asphyxie par submersion dans l'élément liquide.

Il n'a eu qu'à faire une insufflation, c'est-à-dire le mouvement inverse de l'aspiration. Je dirai même plus fort! Le cas s'est présenté chez nous. Un jeune homme très habile plongeur est pris de crampes au fond de l'eau. Muni de cet appareil, il eût pu, en gonflant ce ballon avec l'air contenu dans ses poumons, revenir à la surface par la force du déplacement d'eau. Il serait revenu peut-être évanoui, mais sauvé!

Le Miasmifuge a ses antécédents dans le système de pipes et cigarettes camphrées inventées par Raspail.
Il a aussi, comme antécédent, l'usage du cache-nez qui a pour but de filtrer, à travers un tissu spongieux, un air froid, humide et âcre à la gorge.

MIASMES CHIMIQUES.

Il y a deux sortes de miasmes : les miasmes organiques et les miasmes chimiques.

Nous n'avons pas la prétention de lutter contre le microbe avec notre appareil. C'est, du reste, pour nous, le miasme chimique qui est la cause de la phtisie, de la fièvre typhoïde et d'une foule d'autres maladies. C'est donc une lutte à la fois hygiénique et préventive que nous voulons organiser contre ce genre de miasmes.

La substance chimique est tout ce qu'il y a de plus utile au monde, comme elle est aussi tout ce qu'il y a de plus nuisible.

Par ses effets utiles, elle rend d'incontestables services à l'agriculture, à l'industrie, à la vie pratique, au traitement des maladies.

Elle est la prospérité, la fécondité, le salut entre les mains des personnes qui connaissent à fond la physique, la chimie, la thérapeutique.

Nuisible! La substance chimique ne l'est que trop, et tout le monde le sait, tout le monde le déplore, tous les hygiénistes s'en occupent, pour ceux qui la retirent des entrailles de la terre, pour les industries qui la préparent ou pour celles qui l'utilisent.

L'intérêt que la société a porté à l'ouvrier aura toujours eu sa récompense en nous aidant à découvrir ce qui était, non pas seulement la cause de leurs souffrances, mais ce qui était aussi la cause des souffrances de tout le monde.

Ce que j'ai, en effet, le dessein de démontrer, c'est que la substance chimique est nuisible aux sociétés entières, soit, d'un côté, comme contrecoup de ses emplois industriels, soit, de l'autre, parce que, dans les maisons privées surtout, on n'est pas encore habitué à se débarrasser de la substance chimique par des moyens hygiéniques.

EFFETS NUISIBLES DE LA SUBSTANCE CHIMIQUE EMPLOYÉE DANS L'INDUSTRIE.

L'aération, la ventilation des établissements industriels sont la sauvegarde des ouvriers qui, sans cela, périraient bien vite. Le malheur, c'est que cette aération retombe la plupart du temps sur les habitants du voisinage.

Du moment que c'est pour notre bien-être que l'industrie travaille, nous n'avons pas un seul reproche à lui faire !

Ceci une fois établi en principe, établissons aussi qu'il est de la plus haute importance, pour les personnes qui vivent auprès des établissements industriels, d'acquérir les notions indispensables pour s'accommoder à l'insalubrité de ces établissements autant, sinon plus, que les ouvriers eux-mêmes.

Effets nuisibles de la substance chimique répandue dans la vie privée.

La substance chimique se répand dans la vie privée pour une foule d'usages pratiques, et pour le traitement des maladies. La grosse question de la substance chimique, c'est surtout celle, non pas de s'en servir, mais de s'en débarrasser. Tous les procédés actuels sont éminemment nuisibles.

Des modes de dispersion nuisibles de la substance chimique avariée ou inutile.

La substance chimique avariée ou devenue encombrante, se disperse de quatre manières :

Elle se jette au feu des cheminées, aux fosses d'aisances, aux fumiers, aux égouts.

Premièrement : miasmes chimiques émanés des cheminées.

De quelque façon que la substance chimique soit devenue gazeuse, volatile ; qu'elle le soit naturellement ou qu'elle le devienne par ignition, elle est la cause des trois quarts de nos maladies ; elle engendre ce que j'appelle les miasmes chimiques.

Nous échappons cent fois pour une aux miasmes chimiques, lorsque une vigoureuse poussée de la colonne ascendante d'air chaud entraîne, dans les hautes régions de l'atmosphère, l'âcreté qu'une main inconsciente de l'hygiène et du danger a précipitée dans le feu du foyer domestique ou industriel.

Une foule de personnes croient, de nos jours encore, que le feu purifie tout, et que de ce qu'on lui a confié, il n'en reste plus que les cendres.

Cette tendance à croire qu'il n'y a aucun danger à pratiquer de pareilles opérations est fortifiée, chez des personnes qui n'ont pas de fortes connaissances physiques, par ce fait qu'elles n'en sont pas incommodées.

Rien d'étonnant à cela, puisque le courant d'air chaud entraîne les vapeurs chimiques du bas vers le sommet de la maison !

Cependant si, au sortir du tuyau de la cheminée, un malencontreux coup de vent vient rabattre, avec la fumée sur le sol, les vapeurs de la substance chimique jetée au feu, ces vapeurs deviennent alors la cause d'accidents plus ou moins nombreux. Nous avons, selon la fréquence de ces accidents, des cas particuliers de maladies ou des épidémies.

CHEMIN D'UNE BULLE DE GAZ CHIMIQUE A TRAVERS LES PROFONDEURS DE L'ORGANISME HUMAIN.

Une bulle de gaz chimique peut entrer dans le pavillon de l'oreille ou dans nos yeux.

Par suite des fonctions de la respiration, elle touche successivement les cavités du nez, la gorge, le tympan de l'oreille, le larynx, les bronches et les poumons.

Du poumon, tout comme l'air de la respiration, comme l'oxygène et l'azote, la bulle de gaz chimique passe dans le sang.

Par l'intermédiaire du sang elle va au cœur, et du cœur à tous nos viscères, savoir : cerveau, reins, vessie, foie, rate, pancréas, glandes de l'intestin, intestins.

Preuves scientifiques à l'appui du passage de la substance chimique gazeuse du poumon dans le sang.

M. Béclard, doyen actuel de la Faculté de médecine, a démontré que toutes les muqueuses étaient douées de la faculté d'absorption.

Pour la muqueuse pulmonaire, M. Béclard, dans des expériences du plus haut intérêt scientifique, médical et pratique, a démontré que l'on pouvait introduire trois litres d'eau dans le même poumon d'un cheval, sans lui faire le moindre mal.

Les trois litres d'eau coulaient, à travers la muqueuse du poumon, dans le sang, comme à travers un simple filtre.

Dans les fonctions de la respiration, M. Béclard a démontré que les poumons ne rendaient pas la totalité des gaz qu'ils absorbaient. C'est ainsi qu'une partie de l'azote de l'air absorbé dans les poumons est gardée dans le sang.

Avec l'oxygène, nous avons la preuve qu'un gaz peut passer dans le sang.

Avec l'azote, nous avons la preuve scientifique qu'un gaz peut chercher, à travers les profondeurs de l'économie, une issue autre que celle du retour aux poumons.

C'est par leur passage dans le sang que l'acide cyanhydrique et que l'acide sulfhydrique foudroient ceux qui les respirent.

C'est par leur passage dans le sang que l'éther et le chloroforme arrivent à supprimer l'intelligence, la sensibilité et le mouvement, en agissant du sang sur les viscères et le système nerveux principalement.

Preuves ordinaires à l'appui du passage de la substance chimique gazeuse du sang dans les viscères; c'est-à-dire dans les profondeurs les plus reculées de notre organisme.

Les profondeurs de notre organisme les plus éloignées du poumon sont, à l'évidence de tout le monde, la vessie et l'intestin.

Essence de térébenthine. — Cette substance, on l'emploie chaque jour pour dissoudre la cire et étendre sans bruit comme sans fatigue cette dernière sur les parquets. Or, tous les gens du monde savent qu'il suffit de respirer même très peu de temps ces vapeurs d'essence, pour que les urines consécutives sentent l'odeur de violette.

Vapeurs de céruse. — Les personnes du monde savent toutes que les vapeurs de céruse, lorsqu'on les a respirées en assez grande quantité, peuvent occasionner, non seulement des maux de tête, mais encore ces violentes et douloureuses coliques connues sous le nom de coliques saturnines, coliques des peintres.

Voilà donc pour la vessie et l'intestin, qui sont les viscères les plus éloignés du poumon.

OBSERVATIONS QUI NOUS SONT PERSONNELLES.

Vapeurs acides. — Nous même, nous avons fait maintes fois les observations suivantes :

Quand on a respiré des substances acides, la salive devient acide. Cela est facile à démontrer avec du papier bleu de Tournesol. Trempez-le dans votre salive, dont la nature est alcaline, et il devient rouge, presque immédiatement après que vous avez respiré des vapeurs acides.

Trempez un autre papier de Tournesol dans vos urines consécutives à la respiration de substances acides. Elles rougiront également le papier bleu de Tournesol.

Enfin j'indiquerai plus tard comment, de la même façon, on peut avoir des acidités, des aigreurs d'estomac.

Respirez des vapeurs basiques, alcalines, et vous obtenez dans les mêmes expériences l'observation inverse; c'est-à-dire que le papier rouge de Tournesol devient bleu soit avec la salive, soit avec les urines.

Voilà pour le passage des gaz de la respiration du poumon jusqu'à la vessie, à travers l'organisme.

Voyons maintenant encore pour l'intestin.

Tous les gaz ou évaporations des fritures de cuisine, telles que vapeurs d'oignon, d'ail surtout, etc., produisent, chez les cuisinières, la flatulence gazeuse qui leur a fait découvrir le traitement par le charbon.

Nous avons pu observer des phénomènes semblables à la suite de la respiration de très fortes vapeurs d'ail émanées d'une cuisine.

AUTRE OBSERVATION.

Il y a un an, nous nous sommes occupé d'agriculture. Ayant entrepris de déblayer une portion de champ d'une grande quantité de ces fleurs d'automne qu'on appelle soucis, nous avons, à trois ou quatre reprises différentes, observé que la forte odeur du souci déterminait chez nous du météorisme gazeux dans la fosse iliaque droite.

Voilà pour le passage des gaz absorbés par la respiration, du poumon jusqu'à l'intestin, à travers l'organisme.

EXPÉRIENCES D'UN AUTRE GENRE.

Il y a deux ans, nous fîmes des expériences avec de la teinture d'iode. Après ces expériences, nous eûmes des courbatures légères dans toutes les articulations.

PASSAGE DU MIASME, DE L'ŒIL DANS LE CERVEAU.

La Cérébroscopie établie à l'état de dogme scientifique par M. le Dr Bouchut, et l'absorption des muqueuses prouvée par M. Béclard, corroborent la doctrine des miasmes chimiques. Celle-ci, en effet, explique d'une façon directe et primordiale la nature du rapport qui existe presque constamment entre les lésions du fond de l'œil et des lésions correspondantes du cerveau.

PROCESSUS MORBIDE DES MIASMES.

Après avoir indiqué le chemin que peut parcourir une bulle de gaz chimique à travers l'organisme, nous expliquerons avec une facilité prodigieuse tous les dégâts que cette bulle de gaz peut déterminer sur son parcours. Nous avons la trajectoire et les diverses stations ou étapes de notre projectile gazeux.

PREMIÈRE ÉTAPE DU MIASME CHIMIQUE.

C'est ainsi que de la face aux poumons nous avons les maladies aiguës ou chroniques de l'oreille, des yeux, du nez, de la gorge, du larynx, des bronches et des poumons.

Comme terme dernier et de premier ordre, nous avons la phtisie, dont nous faisons un des facteurs essentiels de notre thèse.

Ces maladies sont : otites externes ou internes, simples ou graves ; surdités ; ophthalmies, coryzas, angines, laryngites, bronchites, pneumonies, phtisie.

Nous faisons, de l'absorption du miasme chimique par les yeux, le nez et les oreilles, un terme constant d'aggravation des maladies cérébrales.

Nous en faisons la cause des névralgies localisées dans ces organes.

A l'élimination du miasme chimique introduit dans l'œil, nous attribuons les éruptions pelliculaires qui viennent aux sourcils.

A l'élimination du miasme introduit dans les yeux et les sinus frontaux, nous attribuons les rougeurs pelliculaires qui viennent former une ceinture à l'union du front et de la racine des cheveux.

Nous lui attribuons aussi, de concours avec les miasmes introduits dans le cerveau, l'exagération des sécrétions pelliculaires du cuir chevelu.

A l'élimination du miasme introduit dans les yeux, le nez et les sinus maxillaires, nous attribuons la majorité des éruptions de la face, les couperoses rebelles, les rougeurs du nez et les inflammations voisines, etc...

Le miasme introduit dans le tympan et le pharynx donne, d'une manière constante, ces craquements que l'on ressent si souvent dans l'articulation de la tête et du cou. Il explique le torticolis d'une manière absolue, ainsi que les névralgies faciales.

THÉORIE DES VAPEURS CHEZ LES FEMMES.

Changez l'expression vapeur pour l'expression miasme, et vous expliquez, d'une façon aussi naturelle que scientifique, ces douleurs et ces plaintes qui étonnent constamment la médecine. Désormais, il ne sera plus aussi nécessaire que cela d'attribuer, pour ces raisons, à la femme, une constitution médicale particulièrement différente de la nôtre.

Les femmes, par leur instinct de divination, et aussi parce qu'elles sont mieux à même que les hommes de connaître les fautes hygiéniques de la vie pratique, ont donné un nom aux causes jusqu'alors inconnues de nos maladies.

C'est pour ces raisons, si plausibles en réalité, qu'elles se donnent des soins qui paraîtraient extravagants chez l'homme; qu'elles s'entourent de fards, d'essences, d'une foule d'ornements attribués à une simple coquetterie.

C'est la question des vapeurs qui préside pour beaucoup au genre d'alimentation de leur table.

C'est aux soins dont elles s'entourent, et à ceux dont elles entourent sécrètement leurs maris, que les femmes doivent d'être regardées comme l'ange protecteur de l'homme.

C'est par la théorie des miasmes que nous expliquons, enfin, pourquoi la statistique de la mortalité donne une cote plus considérable pour les célibataires que pour les hommes mariés.

Les vapeurs ordinaires, les vapeurs ou aura hystériques et épileptiques, tout cela, ce n'est pas autre chose que des miasmes.

SECONDE ÉTAPE DU MIASME CHIMIQUE. PASSAGE DANS LE SANG.

Avons-nous besoin de mentionner, comme une action directe du miasme, les craquements aux sommets des poumons, les douleurs entre les épaules, les anxiétés respiratoires, les névralgies intercostales, etc...; tout cela s'enchaîne comme les rapports du poumon avec toutes ces situations anatomiques.

Arrivé au cœur, le miasme explique immédiatement cette expression de transport au cerveau.

Il explique les lésions anatomiques du cœur. Il explique ces névralgies concomitantes du facial, du phrénique et du pneumogastrique, qui donnent l'angine de poitrine.

Il explique le symptôme fébrile ou le symptôme anémique par son action sur le sang et le système nerveux vaso-moteur.

Dans sa seconde étape à travers le sang, le miasme chimique justifie, sans l'encourager, la théorie de Broussais. Broussais en effet établissait comme siège causal des maladies, le sang dont nous faisons, nous, la seconde étape du miasme.

Si le sang eût été facilement renouvelable, cette théorie eût pu être adoptée d'une façon rationnelle.

Aujourd'hni que nous connaissons mieux les fonctions de sécrétions, nous savons que c'est de ce côté que doivent se tourner les efforts de la médecine.

La nature nous indique la marche à suivre dans le traitement des maladies.

Le rôle du médecin, comme le dit si bien le maître dont nous nous honorons d'avoir suivi les savantes cliniques à la Charité, M. Hardy, ce rôle consiste à aider la nature. L'expectation doit être regardée comme insuffisante.

Aider les sécrétions normales, préserver le stimulus vital d'écarts trop considérables, voilà le rôle du médecin.

TROISIÈME ÉTAPE DU MIASME CHIMIQUE. PASSAGE DANS LES VISCÈRES.

La médecine légale et l'hygiène donnent, de la localisation élective de la substance chimique dans les viscères, des exemples si nombreux, que je n'ai pas besoin d'insister sur une action semblable du miasme chimique introduit dans le sang, par les voies respiratoires. Et nous savons également que, dans toutes nos maladies, nous avons des troubles plus ou moins prononcés au cerveau, au foie, à la rate et aux reins.

Nous laisserons donc de côté les encéphalites, les maladies de cœur, les hépatites, les maladies de la rate et des reins, qui peuvent être occasionnées par les miasmes, pour mettre en lumière le dernier terme de la trajectoire suivie par la bulle de gaz chimique.

Nous voulons parler de l'intestin et de la fièvre typhoïde, une des maladies d'élection de notre thèse miasmifuge.

Par les coliques saturnines et les météorismes gazeux provenant de la respiration de certains miasmes tels que : vapeurs de céruse, vapeurs de cuisine, essence de soucis, etc., nous avons démontré la localisation ou l'élimination possible des miasmes dans les voies intestinales.

Par les rapports du mésentère avec le système sanguin, nous expliquons facilement les inflammations concomitantes de cet organe avec l'intestin.

Par les rapports de l'intestin avec les nerfs du bassin, nous expliquons facilement les douleurs dans la fosse iliaque droite, aussi bien que dans tout le bassin. Nous expliquons aussi de la même façon les crampes dans les membres inférieurs.

Comme l'intestin est le dernier terme de la trajectoire chimique, nous voyons avec une saine, une claire et lumineuse évidence, qu'il nous suffit de recommencer l'itinéraire du miasme chimique, pour donner d'un même coup tous les symptômes caractéristiques de la fièvre typhoïde.

SYMPTOMES DE LA FIÈVRE TYPHOIDE.

Les lésions des premières voies expliquent les douleurs d'oreilles et surdités, les inflammations des yeux, du nez, les troubles de la langue et de l'estomac, les lésions concomitantes du cerveau et du poumon. Nous avons l'hébétude caractéristique de la réunion de ces symptômes. Voilà pour la première étape du miasme.

Dans la seconde étape, nous trouvons l'état fébrile de tout le système vasculaire.

Dans la troisième étape, l'étape de la localisation du miasme dans les viscères, nous trouvons les courbatures dans le dos, les reins, résultant, soit de localisations directes du miasme, soit d'inflammations de voisinage avec les viscères situés le long de la colonne vertébrale. Nous trouvons les courbatures musculaires et articulaires résultant d'actions directes du miasme sur ces organes.

Nous avons les crampes des membres inférieurs qui sont le résultat, soit de ces localisations, soit d'irritation concomitante avec celle des intestins et du péritoine.

Enfin, comme données capitales, nous avons les inflammations du péritoine et de l'intestin, les coliques possibles, de même que le météorisme gazeux intestinal.

Il ne nous reste plus qu'à fournir des preuves du symptôme dysentérique de la fièvre typhoïde.

OBSERVATIONS PERSONNELLES SUR LE MIASME CAUSAL DE LA FIÈVRE TYPHOIDE.

Vu le manque absolu d'autres moyens d'investigation, nous caractériserons le miasme auquel nous attribuons la fièvre typhoïde, par un rapport constant entre son action sur notre sens olfactif et son action dysentérique sur notre propre personne.

Pendant l'épidémie qui sévit à Saintes (Charente-Inférieure), et qui donna plus de six cents cas, nous eûmes l'occasion de percevoir un miasme de nature toujours identique.

Ce miasme, nous l'avons perçu une vingtaine de fois avec notre odorat, notre sens olfactif. Par instinct de préservation, nous avons évité la plupart du temps de le respirer.

Cependant, nous tenons six observations précises, six cas personnels, dans lesquels nous n'avons pu éviter l'absorption de ce miasme bien connu, par les voies pulmonaires.

Deux fois nous avons constaté qu'il agit sur notre larynx en déterminant dans nos cordes vocales, quand nous voulûmes chanter, les vibrations discordantes analogues à celles du jeton.

Sur quatre autres observations de l'absorption de ce miasme, nous comptons trois cas d'observation à Saintes même, et trois purges dysentériques consécutives. Ces purges nous ont maintenu en dysentérie pendant six semaines à peu près. Le premier cas d'absorption a été seul assez important. Le second et le troisième, peu importants, n'ont fait que déterminer sur le premier des rechutes légères, d'autant plus qu'alors, nous avions trouvé un moyen de ramener nos selles à un état normal.

La quatrième observation, nous la rencontrâmes à Tours, en nous rendant à Paris. Le lendemain même de l'absorption, nous eûmes une forte purge dysentérique qui se continua pendant près de deux semaines.

Notre passage à Tours eut lieu en novembre dernier. Et, dans un tramway de cette ville, nous eûmes lieu de savoir, en entendant causer des voisins de passage, que la fièvre typhoïde régnait dans cette ville.

Donc, six observations personnelles des effets d'absorption de ce miasme, et quatre états dysentériques donnant la preuve que la dysentérie peut être engendrée par un miasme.

Ce même miasme, nous avons eu l'occasion de l'observer à Paris, trois ou quatre semaines avant la recrudescence, dernièrement marquée dans les journaux, de la mortalité typhoïdique.

Nous caractériserons dans notre prochain article, et par son odeur, le miasme que nous regardons comme cause de la fièvre typhoïde.

QUATRIÈME ET DERNIÈRE ÉTAPE DU MIASME CHIMIQUE. MIASME DE SÉCRÉTION. CHOC EN RETOUR. AUTO-INFECTION.

Si nous pouvions fermer le circulus du trajet de la bulle chimique gazeuse à travers les profondeurs de l'organisme, nous donnerions à notre thèse sur les miasmes un appoint scientifique aussi vrai et aussi séduisant que le présentent le circulus des diathèses cardiaques, ou le circulus de l'intoxication plombique expliqué, dans le corps humain, par l'hygiène de M. Bouchardat.

Ce qui ferme le circulus de notre trajet miasmatique, c'est l'auto-infection par l'intermédiaire du lit et de la chambre. Le lit est une sorte de portefeuille duquel nous ne laissons émerger que la tête. Aussi les moindres mouvements ramènent-ils, à l'orifice de la respiration, les gaz intestinaux rendus plus fréquents et septiques par l'absorption du miasme typhique.

Dans le cas d'intoxication miasmatique, il est de la plus haute prudence de fuir, avec le lit, le miasme de choc en retour, le miasme d'auto-infection.

Le miasme opère ainsi un circulus aussi nuisible qu'incessant. A peine un ballonnement gazeux est-il rejeté par les voies inférieures, que l'on sent dans la fosse iliaque droite comme une distension, un ballonnement nouveau se produire.

La bulle de gaz chimique achève la nuit de tomber celui qu'elle avait atteint pendant le jour.

Dans ce cas il est urgent de ne pas écouter la fatigue et de se lever de bonne heure.

C'est ainsi que le réveil matinal est toujours aggravé dans les débuts de la fièvre typhoïde, alors que, phénomène remarquable, c'est le matin que le typhoïdé qui a dépassé la période d'incubation, la période d'élimination du miasme, trouve généralement un amoindrissement dans les symptômes de sa fièvre.

La rémission matinale est un fait constant et caractéristique de la période d'action typhique, alors que la période du début est caractérisée par des phénomènes inverses, au moins sur l'état cérébral, sur l'état apparent du malade.

La fréquence de la fièvre typhoïde est en rapport direct avec la grandeur du lit. Tel le lit des soldats qui est serré au corps comme un vrai sac.

La fréquence de la fièvre est en rapport direct avec le nombre de personnes qui couchent ensemble. Elles s'empoisonnent réciproquement par la sécrétion gazeuse intestinale du gaz méphitique qu'elles ont absorbé en commun pendant le jour.

Les soldats d'une même chambrée, qui ne se laissent ni le jour ni la nuit, se trouvent dans des conditions éminemment favorables à l'absorption du miasme et à l'évolution complète de son circulus, c'est-à-dire, à l'auto-intection.

Après les soldats, viennent au même titre les personnes de la classe misérable qui couchent pêle-mêle dans des chambres étroites.

Enfin, viennent les personnes aisées qui restent longtemps au lit.

Comme aggravation considérable, il est indispensable de noter la respiration des gaz qui accompagnent les selles ou qui en émanent.

Et nous sommes persuadé, a priori, qu'en évitant absolument l'auto-infection par les gaz nocturnes intestinaux ou fécaux, on réduirait, en fièvre bénigne, une fièvre capable de devenir maligne.

Ce résultat est assez facile à obtenir.

PREUVES SCIENTIFIQUES QUI DÉMONTRENT QUE LES SUBSTANCES CHIMIQUES PEUVENT PRODUIRE DES MALADIES.

M. Vulpian, ancien doyen de la Faculté, ayant pris en ses mains savantes l'étude des substances chimiques dans leur action sur le corps des animaux, a étonné le monde médical, en déclarant que certaines substances chimiques déterminaient, chez les animaux, des états pathologiques complètement identiques à certaines de nos maladies.

M. Hardy a reproduit devant nous l'expérience de l'éclampsie provoquée, chez les animaux, par l'injection de carbonate d'ammoniaque dans leurs veines. L'éclampsie des femmes en couches est aujourd'hui communément regardée comme provoquée par urémie, ammoniémie, c'est-à-dire par rétention de l'urée des urines dans le sang.

Nous fûmes vivement impressionné par cette expérience, et c'est sous le coup de cette impression que nous suivîmes les remarquables leçons d'hygiène de M. Bouchardat.

A la suite des expériences de M. Vulpian et des leçons d'hygiène de M. Bouchardat, nous demeurâmes convaincu de deux faits :

En premier lieu, que nos maladies pouvaient être provoquées par des substances chimiques ;

En second lieu, que nos maladies devaient être de même origine que celles qui affectaient les ouvriers ; c'est-à-dire d'origine industrielle.

PREUVES SYNTHÉTIQUES.

A toutes ces données, il fallait un ensemble de preuves synthétiques. C'est l'anémie, dont nous sommes souffrant depuis bientôt cinq à six ans, qui nous a conduit à découvrir les preuves synthétiques destinées à coordonner ces données, et créer la thèse des miasmes chimiques en même temps que le miasmifuge.

Cette anémie, empressons-nous de le dire, est la cause du retard apporté à nos études médicales. Elle nous a mis, à plusieurs reprises, à deux doigts de la mort. Nous méritons donc bien les avantages qu'elle nous a permis d'en retirer, en nous faisant découvrir les causes de nos maladies.

C'est ainsi que, nous trouvant atteint de pertes salivaires considérables, nous eûmes l'idée d'analyser notre salive. Nous y trouvâmes du mercure, en les traitant par de la teinture d'iode. Nous eûmes, sur les parois d'un verre, un léger dépôt jaune d'iodure mercureux.

Depuis cette époque, nous eûmes l'occasion de remarquer assez souvent, dans l'air, des vapeurs métalliques qui déterminaient immédiatement chez nous des salivations considérables. Nous les avons attribuées à des vapeurs de mercure. D'autres fois, nous avons été indisposé, de la même manière, par des vapeurs à odeur bien connues, je veux parler des vapeurs d'arsenic.

Dans un autre genre d'observation, nous fûmes atteint d'un violent lumbago, à la suite de fumées qui avaient refoulé par l'orifice de notre cheminée dans notre chambre. Nous supposions que ce devaient être des vapeurs de plomb émanant de la combustion de bois peints. Pour nous soustraire à ces fumées qui se renouvelaient assez fréquemment, nous eûmes l'idée de faire un voyage autour de Paris. C'était en été. Il faisait un temps magnifique, et nous fîmes des promenades fort belles au grand air de la campagne. Malheureusement, nous étions à une époque où on renouvelait partout les couches de peinture. Dans quatre villes différentes, les peintres étaient en travail dans les hôtels ou bien autour des hôtels où nous sommes descendu.

Notre lumbago ne fut guéri que par un traitement sulfureux.

A notre retour, tout le quartier où nous logions fut enseveli dans d'immenses couches de peinture pendant plus d'un mois.

Pour éviter les émanations de ces peintures, nous allions tous les jours hors de Paris et dans la direction du vent.

C'est en roulant ainsi notre anémie sur tous les pavés de la capitale et au dehors, que nous pûmes constater ce fait remarquable, qu'il est encore plus dangereux de se promener en ville que de rester calfeutré chez soi.

On risque en effet, sur le parcours d'une ville, de rencontrer une foule de miasmes agissant collectivement, synergiquement, pour démolir l'organisme le mieux constitué.

DU DANGER DE SORTIR EN VILLE OU DE VISITER LES CAPITALES.

Il y a un rapport constant entre les chevaux d'omnibus ou de tramways, qui parcourent de grandes distances dans les villes comme la capitale, avec les compagnies de soldats qui font également à pied de très longues étapes dans les villes; avec les voyageurs qui viennent visiter Paris.

Les chevaux gagnent, eux aussi, des épidémies typhiques, et c'est par la respiration de miasmes fréquents sur leur route qu'ils deviennent phtisiques, poussifs, au bout de peu d'années, trois ou quatre ans.

Les soldats ont, en se promenant, eux aussi, l'occasion de rencontrer beaucoup de miasmes. Ayant fait ma réserve et ma territoriale, j'ai eu l'occasion de le constater. Les soldats d'expérience l'ont constaté, eux aussi, à leur manière.

C'est évidemment pour cette raison que certains officiers vous diront qu'ils aiment autant la pluie que le beau temps, quand ils sont en manœuvres. Les soldats, disent-ils, attrapent peut-être moins de mal par la pluie que par le beau temps. N'est-ce pas un fait bien connu que, si on sort par un beau temps, on risque de s'enrhumer.

C'est pour cela que beaucoup de personnes croient que le soleil enrhume.

La santé des personnes laborieuses, qui restent chez elles et vaquent aux soins du ménage, tient évidemment bien moins à ce genre d'activité, tout hygiénique qu'il puisse être, qu'à ce qu'elles évitent de rencontrer les miasmes du dehors.

Aussi est-ce pour cela que certains régiments adoptent l'habitude de marcher très rapidement dans l'intérieur des villes.

D'autres, comme les chasseurs à pied, les parcourent au pas de course.

L'instinct a poussé les officiers de ces troupes d'élite à adopter un genre de marche qui leur permet ainsi de traverser rapidement les miasmes, lorsqu'ils en rencontrent. Ils ont de la sorte quelques chances d'en être moins incommodés.

Le couvre-feu d'autrefois n'était pas autre chose qu'un moyen employé par les cours monarchiques pour se livrer à leurs brillantes soirées, sans être incommodées par les miasmes des capitales.

Le Dimanche Britannique est un couvre-feu durant un jour.

Le noctambulisme, de nos jours, est une mesure entièrement instinctive adoptée par les personnes des classes aisées. Elles prennent pour elles la nuit, parce que la nuit dans les grandes villes, est relativement plus saine que le jour, grâce à l'extinction des feux privés et au repos de l'industrie.

Quand elles ont besoin de soleil, elles transportent à Nice leur richesse, leur élégance et leurs fêtes.

RAPPORTS ENTRE LA PHTISIE, LA FIÈVRE TYPHOIDE ET LA FIÈVRE INTERMITTENTE.

Après toutes ces données qui convergent les unes vers les autres pour prouver que nos maladies sont causées par des miasmes chimiques, jetons un coup d'œil d'ensemble sur la phtisie, la fièvre typhoïde et la malaria ; c'est-à-dire, la maladie du mauvais air, la fièvre paludéenne.

Ne savons-nous pas que la phtisie galopante présente de nombreux rapports avec la fièvre typhoïde !

La fièvre typhoïde est souvent elle-même concomitante au début d'une phtisie, ou bien elle en est fréquemment une des causes principales.

Presque généralement, il y a une pneumonie concurrente à la fièvre typhoïde. Enfin, la malaria se présente souvent sous la forme de fièvre typhoïde ou de pneumonies justiciables du sulfate de quinine.

3

SYMPTOMATOLOGIE DES MALADIES MIASMATIQUES.

Les maladies miasmatiques sont facilement reconnaissables au processus circulaire, au circulus morbide qu'entraîne, dans l'organisme, le passage de la bulle du gaz chimique.

Mais elles sont reconnaissables, surtout, à l'affection générale des premières voies : yeux, nez, oreilles, bronches, poumon, circulation.

Elles sont reconnaissables à ce que, dans une même localité, il y a en même temps une certaine quantité de maladies semblables. Comme on dit, dans un style bien imagé pour expliquer le processus des miasmes à travers une ville : « il y a des maladies qui courent. »

Le temps est en souffrance, il y a des pluies, de grands vents, des bourrasques, des tempêtes, des inondations.

SECRET DES MOUVEMENTS ATMOSPHÉRIQUES.

Nous avons ainsi découvert un des grands secrets de la nature, en remarquant le rapport constant qu'il y a entre l'expansion d'un miasme dans l'air et les mouvements atmosphériques.

L'atmosphère est comme l'onde, et des milliers de fois plus encore, un fluide d'une mobilité inouïe.

Ne venons-nous pas de constater, par l'intermédiaire du grand astronome populaire, de M. Flammarion, que les ondes atmosphériques émanées d'une secousse volcanique ont fait le tour du monde en trente-cinq heures.

Eh bien! c'est par plus de cent fois que nous avons constaté à la constatation de ce phénomène, consécutivement la production d'un courant de miasmes.

D'une manière générale, douze et trente-six heures après la perception d'un miasme par notre sens olfactif, nous avons constaté l'arrivée de pluies sur la localité où s'était produit ce miasme.

Nous avons constaté que certains miasmes avaient changé, dans l'espace de deux à trois heures, un courant atmosphérique, Est-Ouest, en un courant atmosphérique, Ouest-Est.

Ce qui veut dire que le miasme avait eu la puissance extraordinaire de changer en sens contraire l'impulsion atmosphérique!

Douze heures après nous avions de la pluie.

D'autres fois nous avons observé, en une heure de temps, le changement d'un temps doux en un refroidissement brusque de l'atmosphère. Egalement pluie consécutive.

Nous avons constaté plusieurs ouragans terribles

à la suite de miasmes. Et nous pouvons déclarer fermement, qu'après avoir perçu ces miasmes, nous avions prévu, comme en regardant notre montre, l'heure à laquelle arriverait probablement un mouvement atmosphérique maritime.

C'est suivant des directions longitude que le miasme chimique agit généralement, pour donner une impulsion à l'atmosphère.

Cela est tout naturel, puisque la pluie a généralement pour mission de laver l'atmosphère.

Aussi est-ce un fait si constant de voir le mauvais temps coïncider avec les maladies, que dans le monde on lui en attribue l'action causale.

Il n'en est absolument rien.

La pluie est, au contraire, la médication atmosphérique employée par la nature contre le miasme chimique, identiquement de la même façon qu'elle est le moyen que la nature emploie pour éteindre les grands incendies qui se produisent dans les lieux inhabités.

N'est-ce pas par des pluies naturellement amenées sur le dernier foyer d'incendies d'Amérique, que cet immense incendie s'est éteint de lui-même?

Un violent incendie, comme un miasme chimique considérable produisent une grande pluie avec grande tempête.

Un miasme chimique de petite quantité, et les brûlots que, par les temps de sécheresse, les paysans allument en même temps dans les campagnes, le soir, produisent également des pluies ordinaires.

Cependant, le miasme chimique a une supériorité incontestable sur le feu, pour produire des déchainements atmosphériques.

Lorsque les miasmes se renouvellent assez fréquemment, nous avons les inondations concomitantes aux grandes épidémies.

THÉORIE DES MAUVAIS VENTS CHEZ LES JARDINIERS.

Une théorie absolument identique à celle de la théorie des vapeurs chez les femmes, existe dans le monde des jardiniers. Si vous avez l'occasion de causer avec des jardiniers observateurs et intelligents, ils vous diront en face d'un arbre mort que, neuf fois sur dix, la cause de la mort est un mauvais vent.

Ils ne vont pas chercher la cause de sa maladie dans les racines, mais bien dans les branches.

Pourront-ils vous expliquer ce que c'est qu'un mauvais vent? Non. Mais tous vos raisonnements ne leur ôteront pas de l'idée une conviction des plus profondes.

Du jour où vous leur expliquerez ce que c'est qu'un miasme chimique ; comment ce miasme peut asphyxier un arbre aussi bien qu'un homme, ils ne pourront que vous faire cette réponse : « C'est cela, et voilà l'explication que nous cherchions du mal qui, en temps d'épidémie, sévit sur nos arbres et sur tous les arbres de la localité. »

Evidemment, ils ont observé que des vents chargés de mauvaises fumées, de mauvaises odeurs avaient une action pernicieuse sur les arbres.

Ils les ont caractérisés, dans leur langage, sous le nom de mauvais vents.

Absolument comme les femmes ont caractérisé les bouffées d'air chargées de miasmes chimiques, par le nom de vapeurs. Ce sont bien, en effet, des essences ou des substances chimiques vaporisées qui sont la cause de leurs souffrances et des nôtres.

L'homme est plus résistant à ces vapeurs que la femme ; aussi s'en ressent-il moins par l'ébranlement du système nerveux, que par la maladie elle-même. Nous en donnerons bientôt l'explication.

Le diagnostic des maladies miasmatiques est donc le suivant :

Mauvaises vapeurs. Mauvais vents. Miasmes chimiques à mauvaise odeur perçus par le sens olfactif.

Pluies, vents, tempêtes, inondations consécutives. Affections des arbres.

Epidémies concurrentes avec le mauvais temps. Lésions viscérales à peu près toutes semblables. Nous pourrions, de par la force de notre assertion séméiologique sur les miasmes et leurs épidémies atmosphériques, telluriques et humaines, affirmer que le choléra d'Egypte était dû à des miasmes chimiques.

Cette opinion se trouve corroborée par ce fait que la mission scientifique de M. Pasteur a trouvé de l'acidité dans le sang des sujets foudroyés par des cas de choléra aigus. Il n'y avait dans ces cas aucun développement de microbes.

THÉORIE DES MICROBES ET THÉORIE DES MIASMES.

La théorie des microbes virulents est sœur jumelle de celle des miasmes gazeux. Les liquides des virus et les gaz miasmatiques sont les foyers normaux du développement de ces existences microscopiques.

Tant que les microbes se trouvent à l'état de

germes dans un air sain pour la respiration, l'organisme humain possède le moyen de détruire les germes de l'air, comme avec son mucus nasal et bronchique, il possède le moyen d'éliminer, de moucher ou d'expectorer les poussières qui pénètrent dans les voies respiratoires.

Le microbe à l'état de germe ne doit pas être nuisible au corps, puisque un germe qui ne se développe pas n'a besoin de rien emprunter en dehors de lui-même.

Il faut un coup de charrue à la semence, comme il faut un coup de miasme au microbe de l'air. Il faut que le miasme commence par démanteler la place, pour que le microbe de l'air y pénètre vivant.

Les microbes de l'air doivent évidemment trouver un élément de développement dans les miasmes. La fonction naturelle du miasme étant de réduire le corps humain à la décomposition putride, dont le point maximum est la mort, et la putridité étant avec la fétidité, le milieu où se fait la culture du microbe, nous pouvons conclure que le milieu sain, le milieu chaud sont nuisibles au développement du microbe. Au contraire, les milieux putrides, fétides ou froids lui sont favorables.

Voyez les grosses mouches à vers ! Elles ne vont

jamais toucher à une viande cuite qui stationne, au grand air d'une cuisine, sur un potager non refroidi, même une bonne heure après que le feu est éteint! Et cela au milieu des plus fortes chaleurs!

Inversement, vous aurez beau envelopper une chair froide dans du papier, du poisson surtout, vous ne pourrez la protéger.

A peine aurez-vous tourné la tête, qu'une grosse mouche se sera introduite, à travers les plis du papier, jusqu'à votre poisson, et l'aura en un instant couvert par des paquets de bacilles.

Une viande froide, non cuite surtout, ou du poisson seront-ils enfermés dans un placard? Les mouches trouveront le moyen d'aller y déposer leurs bacilles, en passant par le trou de la serrure!

Et elles ont un respect profond pour un plat cuit encore chaud qui s'étalera sur le potager.

Donc, pour nous, il est naturel que, dans un cas aigu de choléra, on ne doive pas trouver de bacilles; et il est naturel qu'on y trouve un changement dans la nature chimique du sang.

Avec la désorganisation de l'organisme par le miasme, c'est-à-dire avec la fétidité, le refroidissement de l'organisme et la réunion de ces deux facteurs, le microbe introduit par l'air prend naissance et se développe. Alors il peut produire une action nuisible.

Il en est de même du microbe à virus. Pour qu'il soit dangereux, il faut qu'il pénètre dans l'organisme avec un liquide qui l'aide à devenir dangereux.

Si vous trouvez le moyen par la culture d'atténuer, de diluer le liquide virulent primordial au point, pour ainsi dire, d'en séparer, d'en isoler le microbe, celui-ci ne possède plus le pouvoir de nuire.

Bien plus ! L'inoculation démontre que le microbe isolé, en quelque sorte, du liquide virulent primordial, devient alors, pour l'organisme, un organe de protection contre le virus lui-même ?

Donc, tout microble pris en dehors du miasme, qu'il soit gazeux ou liquide, tout microbe, dis-je, est d'une innocuité absolue.

S'il est dangereux lorsqu'il se développe d'une manière concomitante avec le liquide virulent ou le gaz, l'inoculation nous démontre avec Jenner, avec M. Pasteur, que pour les microbes des virus, ce microbe, éliminé du virus primordial, peut être assimilé à l'organisme et même devenir un de ses moyens de protection.

Pourrons-nous en dire autant du microbe miasmatique ? Assurément. Ce microbe, nous l'avons dit au début, ne peut être nuisible que s'il entre dans une place démantelée par l'action concomitante d'une maladie ou du miasme gazeux capable de produire cette maladie. La santé ordinaire prouve l'innocuité du microbe atmosphérique à l'état de germe.

M. Béclard a démontré que la muqueuse pulmonaire était assimilable et supérieure pour l'absorption à une muqueuse digestive.

Comme déduction, nous démontrerons dans notre prochain article, que non-seulement en mangeant avec nos poumons de l'oxygène et de l'azote, nous mangeons impunément du microbe ; mais nous démontrerons aussi que l'assimilation du microbe de l'air, l'inoculation atmosphérique nous vivifie, et nous donne la force de lutter contre les coups du miasme atmosphérique.

Donc, comme nous le disions au début, la théorie des microbes virulents est sœur jumelle de la théorie des miasmes atmosphériques.

En résumé :

Un grand nombre de maladies, et particulièrement la phtisie pulmonaire et la fièvre typhoïde sont dues à l'absorption de certains miasmes chimiques par la respiration pulmonaire.

Ces miasmes sont répandus en grande quantité dans l'air par l'aération des établissements industriels, et par la combustion, dans les cheminées des maisons privées, de substances chimiques devenues inutiles ou avariées.

Beaucoup de personnes, peu instruites en raison des produits chimiques très nombreux que les progrès de la civilisation confient à leurs mains, s'en débarrassent ainsi, croyant que le feu purifie tout.

Cette croyance est justifiée jusqu'à un certain point par les pratiques de la religion, ainsi que par les pratiques employées dans le charronnage pour purifier certains métaux, tels que le fer.

Ensuite, elles n'en sont pas incommodées.

Ces substances chimiques appartiennent aussi bien au règne végétal qu'au règne minéral et au règne animal.

Si le courant de la cheminée est bien établi, il entraîne cent fois pour une la substance chimique dans les hautes régions de l'atmosphère.

Le courant supérieur atmosphérique s'en empare, et les transporte dans les diverses régions de l'océan, où elles sont englouties avec les pluies.

Quand le vent vient à rabattre sur le sol les fumées et les miasmes émanés des cheminées, il détermine les causes de nos maladies,.

D'une autre manière, une partie du courant atmosphérique supérieur peut éprouver une sorte de chute sur le sol à travers le courant inférieur. Cela arrive évidemment toutes les fois que, par une température très douce, on éprouve des refroidissements subits et glacials de l'air.

La substance chimique, au lieu de se perdre dans l'océan, peut ainsi retomber sur la terre à une grande distance, tout à fait comme un ballon refroidi, et occasionner des maladies loin de l'endroit d'où elle est partie.

Ce fait est très connu pour le miasme paludéen.

En général, cependant, on peut trouver dans une même ville, surtout dans les capitales, et dans la campagne suburbaine, la corrélation entre le manque d'hygiène et les causes de nos maladies.

Règle générale : Tout miasme absorbé par la voie des poumons peut pénétrer jusqu'aux parties les plus reculées de notre organisme.

Il ferme, d'une manière complète, le circulus de son itinéraire par l'auto-infection qui se pratique généralement la nuit, en raison des dispositions relativement défectueuses du lit et de l'exiguïté de la chambre.

Le miasme parcourt ainsi quatre étapes :

Voies de la respiration. — Voies de la circulation. — Voies viscérales. — Coucher et chambre à coucher.

La première étape s'explique naturellement par le fonctionnement de la respiration.

La seconde étape, c'est-à-dire le passage du miasme dans le sang, exige des preuves que la muqueuse pulmonaire absorbe les miasmes.

S'il en est ainsi, il sera démontré que l'on ne doit pas faire un cas de courage ou de virilité de braver les miasmes.

Il est bien plus simple de les éviter prudemment, plutôt que de gagner une forte maladie par respect humain, par crainte de passer pour une femmelette.

Les doctrines de l'absorption des muqueuses, et de la muqueuse pulmonaire entre autres, établies par M. Béclard, doyen de l'école ;

La doctrine de la cérébroscopie établie par M. le Dr Bouchut, pour démontrer la corrélation entre les maladies de l'œil et du cerveau,

Prouvent d'une façon éminemment scientifique l'absorption possible du miasme par l'œil, l'oreille, le nez et le reste des voies pulmonaires.

La théorie de la saignée fondée par Broussais, parce qu'il croyait que les causes des maladies siégeaient dans le sang, corrobore notre donnée du passage des miasmes chimiques dans le sang.

Une foule de traitements sont basés de nos jours sur la nécessité de dépurer les vices du sang.

Des expériences de la vie pratique démontrent que, en troisième étape, le miasme pénètre jusqu'aux parties les plus reculées de notre organisme.

Il ne se contente pas d'aller au cœur, au cerveau, au foie, à la rate et aux reins. Il va jusque dans la vessie et jusque dans l'intestin.

Exemple : les vapeurs de térébenthine employées au cirage des parquets, passent des poumons jusqu'aux urines, et leur donnent une odeur très connue de violette.

Les vapeurs de céruse vont jusqu'à l'intestin pour occasionner les coliques saturnines dites coliques des peintres.

Le miasme auquel nous attribuons la fièvre typhoïde, et que nous désignerons avec d'autres dans le prochain article, nous a occasionné à quatre reprises différentes, des purges dysentériques qui, malgré nos précautions, ont été maintenues : une première fois pendant six semaines, par trois attaques successives ; et une quatrième fois, pendant quinze jours.

La quatrième étape des miasmes est démontrée

par la gravité exceptionnelle et la fréquence de la phtisie et de la fièvre typhoïde chez les personnes qui couchent en grand nombre dans un même local, surtout lorsque ce local est étroit et mal aéré.

Pouvons-nous prouver que des maladies peuvent être dues à des substances chimiques ?

Nous en avons le soupçon scientifique avec les expériences de M. Vulpian, expériences reproduites devant nous par M. Hardy. Elles démontrent que l'éclampsie des femmes en couches est due à une rétention dans le sang de l'ammoniaque des urines.

Ce soupçon se confirme par l'analogie que, en étudiant l'hygiène de M. Bouchardat, nous sommes tenté d'établir entre les maladies des ouvriers et celles des gens du monde.

Notre soupçon se multiplie par la théorie des vapeurs chez les femmes ; par la théorie des mauvais vents chez les jardiniers.

Il se confirme définitivement par la preuve absolue, la découverte du miasme chimique devenu vapeur, devenu vent, devenu gaz par son évaporation, sa volatilisation naturelle, si c'est une essence ; par ignition et volatilisation dans le foyer des cheminées, si c'est une substance solide.

Enfin se trouve expliquée la théorie des maladies essentielles qui a si longtemps prédominé dans le monde médical, et qui a été définitivement rejetée de nos jours, parce qu'elle aboutissait à démontrer qu'il y avait des maladies sans cause.

La science actuelle, et je suis de son avis, rejette toute explication qui cherche à démontrer qu'il y a des effets sans cause.

Mais changeons la consonne T pour la consonne C, et nous avons maladies essencielles ! Nous avons ainsi le Denique Tandem de la causalité morbide, nous lui donnons le nom de miasme chimique, en indiquant, par le mot miasme, sa nature volatile !

Donc, pas de maladies sans cause, et rechercher en tout et pour tout la cause essencielle, la cause chimique, le miasme.

CARACTÈRES GÉNÉRAUX DES MALADIES MIASMATIQUES. DIAGNOSTIC.

Les miasmes se reconnaissent généralement à de mauvaises odeurs qui courent à travers les villes.

Ils se reconnaissent à ce qu'il y a des maladies qui courent dans une même localité.

Ces maladies se ressemblent à peu près toutes, en ce qu'elles affectent généralement les premières voies : oreilles, yeux, nez, voies respiratoires, circulation, articulations, et qu'elles se localisent presque toujours dans le même endroit de l'économie. Je ne ferai que citer les grippes, croup, bronchites, phtisie et fièvre typhoïde.

Elles affectent généralement les personnes qui se promènent beaucoup à travers les villes.

Elles se contrôlent par des pratiques instinctives de la marche : pas gymnastique adopté dans les villes par les chasseurs à pied ;

Noctambulisme passé en usage dans le genre de promenade des grandes villes ;

Couvre-feu adopté autrefois par les régimes monarchiques pour attaquer la cause du mal dans sa racine, dans son origine.

Les autres symptômes des épidémies sont le rapport constant qui existe entre un miasme chimique et les troubles atmosphériques, tels que pluies, vents, tempêtes maritimes, ouragans se déchaînant avec une facilité prodigieuse sur toute la circonférence longitudinale du globe, pour un miasme issu dans un de ses points. Ce courant prédomine dans la direction Ouest-Est, c'est-à-dire de la mer vers la terre, comme si la nature avait fait, de la pluie, le moyen ordinaire de laver, de purifier l'atmosphère.

Maladies des arbres. — Chute prématurée des feuilles. Sortes de cautérisations pointillées sur les fruits. Quand ces cautérisations sont assez considérables, les gens du peuple les appellent des brûlons. Les cerises sont très sujettes aux brûlons. Mortalité dans les branches des arbres. Mortalité des arbres eux-mêmes.

Enfin, avec les pluies, nous avons les inondations.

SIMILITUDES ENTRE CERTAINES MALADIES MIASMATIQUES.

La phtisie galopante et la fièvre typhoïde se ressemblent beaucoup et ont été souvent confondues. La fièvre intermittente affecte souvent la forme de la fièvre typhoïde; et bien des pneumonies sont justiciables du sulfate de quinine.

Par les symptômes atmosphériques, pluies et inondations remarquables du Nil, par la présence d'acidité dans le sang, dans des cas où manquait le microbe, le choléra peut être regardé comme une épidémie miasmatique.

Dans notre prochain article, nous ferons une énumération des miasmes que nous avons eu l'occasion d'observer le plus fréquemment.

Nous y joindrons une thérapeutique miasmifuge destinée à seconder la pratique de l'appareil miasmifuge lui-même.

RÉFLEXIONS SUR LES INTÉRÊTS MÉDICAUX.

En dehors de toute valeur attribuée à mon appareil et à ma thèse, je puis parfaitement remarquer que l'extension de l'hygiène, jointe à la découverte des causes de nos maladies, serait capable de conduire Messieurs les Médecins à une banqueroute humanitaire.

Je crois donc de la plus haute importance pour eux d'organiser, de concert avec Messieurs les Pharmaciens, des syndicats qui seraient chargés d'exploiter les faits acquis à la science, au lieu de les laisser passer au commerce.

C'est ainsi que dès maintenant, à titre d'impôt sur les services rendus, et beaucoup aussi au point de vue de l'hygiène, on devrait rendre le livre d'hygiène obligatoire pour toute personne âgée d'au moins 14 ans. C'est, en effet, vers cet âge que la phtisie et la fièvre typhoïde opèrent leurs ravages.

En raison des nombreuses fautes qui se commettent dans les villes et les campagnes, on devrait créer des chaires obligatoires d'hygiène dans toutes les villes. Ces chaires d'hygiène établies, dans les villes, pour les pensions, serviraient à défrayer les jeunes médecins et à les bien poser dans leur localité.

Le bénéfice des livres d'hygiène et des livres de thérapeutique préventive pourrait servir à indemniser les médecins des services gratuits jusqu'à présent de l'hygiène, services qui leur font énormément de tort.

Ces bénéfices pourraient servir aussi à supprimer les frais d'études médicales, en permettant de multiplier le nombre des places d'internes, le nombre des places d'externes, et de donner, à ces positions conquises par un travail acharné, de réels appointements.

Si le miasmifuge devait faire tort par l'hygiène à la médecine, et que cependant Messieurs les Médecins voudraient honorer un simple étudiant de leur solidarité et de leur concours, on pourrait, à titre d'impôt sur services rendus publics, porter tout premier miasmifuge à un prix assez élevé : cinquante francs, par exemple, pour une même personne. Tout second miasmifuge se vendrait pour une même personne au prix ordinaire de quinze à vingt-cinq francs, pour les personnes de la classe aisée. Il se vendrait entre vingt francs et dix francs pour les personnes de la classe ouvrière.

L'expédition de notre appareil se ferait alors, avec

un simple bénéfice de cinq pour cent, pour notre part.

RÉFLEXIONS SUR LE PHYLLOXÉRA.

Nous avons donné sur les miasmes, sur la pluie et le beau temps, sur la possibilité de produire ces phénomènes, des notions qui pourraient servir à l'extinction du phylloxéra, ou être envisagées sur cette question. Les nuages artificiels, en empêchant la gelée de la vigne, ont pu favoriser le développement de l'insecte, dont l'extension date à peu près de vingt ans, comme l'idée des nuages artificiels. La propagation des engrais chimiques dans les campagnes a pu multiplier les miasmes chimiques émanés des cheminées, et concourir à mortifier la résistance vitale de la vigne, en même temps que la vigne elle-même.

Nous déclarons maintenir nos droits d'auteur sur ces données.

Nous déclarons, en outre, que nous conservons pour la destruction du phylloxéra un procédé très simple, et encore inédit, aussi bien par d'autres que par nous-même.

DES
MIASMES CHIMIQUES
DITS
CORROSIFS OU INFLAMMATOIRES

MIASMES ENGENDRANT LES MALADIES FÉBRILES AIGUES ET CHRONIQUES DES MUQUEUSES ET PARTICULIÈREMENT DE CELLES DES VOIES PULMONAIRES

L'orage et la pluie qui sont venus sur Paris, une trentaine d'heures après les feux d'artifices, prouvent bien que la substance chimique est pour beaucoup la cause des mouvements atmosphériques.

Les ouragans de l'Alsace et du Puy sont aussi la conséquence des feux d'artifices.

MIASMES CHIMIQUES NUISIBLES

LES PLUS RÉPANDUS DANS L'AIR

On rencontre journellement dans l'atmosphère des villes, et des grandes villes surtout, des miasmes chimiques que nous diviserons en dix classes.

PREMIÈRE CLASSE

MIASMES CORROSIFS OU INFLAMMATOIRES

Symptômes généraux. — Inflamations, par suite d'une véritable brûlure, des vaisseaux sanguins qui se trouvent à la surface des muqueuses des yeux, du nez, de la trompe d'Eustache, de l'arrière-gorge, des bronches et des poumons.

Fièvre et courbature dans les membres.

Mal de tête.

Traitement préventif général. — On projette sur des charbons ardents des corps gras tels que beurre, graisse, huile, sucre, cire d'abeilles et on en respire les fumées.

Les muqueuses des yeux et des voies respiratoires sont incapables de résister à l'action des miasmes corrosifs ; il leur faut une cuirasse. La meilleure de toutes, c'est la fumée des corps gras. Les

4

muqueuses se trouvent alors protégées, comme peut l'être une feuille de choux contre l'humidité par la cire qui la couvre. Les fumées de corps gras sont les anti-phtisiques par excellence.

Le traitement préventif le plus connu du peuple et le moins coûteux, c'est la respiration de la poussière.

Dans le peuple, on mange la poussière avec un entrain qui donnerait à réfléchir aux médecins ennemis.... de la poussière.

Après la poussière ordinaire, viennent celles de charbon, de farine, de chaux, de plâtre, etc., dont on peut absorber sans danger des quantités considérables.

L'inhalation de fumées de tabac est un bon moyen de se cuirasser les bronches.

Comme poussière de premier choix pour combattre les inflammations du poumon, nous citerons la poudre de riz. On souffle dessus et on aspire la poussière qui se soulève, aussi fortement qu'on puisse aspirer.

L'inhalation de poudre de riz enlève les inflammations des voies respiratoires et des poumons, aussi facilement que l'application de cette poudre enlève les rougeurs ou inflammations du visage.

Le plus remarquable liquide anti-inflammatoire, c'est l'eau de Saint-Galmier (source Badoit).

Aucune rougeur des yeux et, par conséquent, du nez et de la gorge ne résiste à la lotion ou au gargarisme de l'eau de Saint-Galmier, soit seule, soit additionnée d'un peu de bicarbonate de magnésie.

La liqueur hygiénique de Raspail est la liqueur anti-inflammatoire par excellence. Employée en lotions et gargarismes, elle obtiendra de très bons résultats.

L'eau de Saint-Galmier comme anti-inflammatoire, l'eau de Vichy Saint-Yorre comme diurétique, et le Raspail devront toujours être considérés comme les anti-phlogistiques, les anti-fébriles dont on puisse se servir à coup sûr et sans savoir un seul mot de médecine.

La simple tisane faite avec des boules de gomme est tout ce qu'il y a de meilleur pour calmer les inflammations du tube digestif et des vaisseaux sanguins, du cœur surtout.

ÉNUMÉRATION DES SUBSTANCES CHIMIQUES INFLAMMATOIRES.

ACIDE PHOSPHORIQUE DES ALLUMETTES

Ce corps chimique est répandu dans l'air en quantités énormes.

Traitement spécial : Prises de tabac, Inhalations de fumée de tabac, inhalations d'éther et d'ammoniaque, inhalation d'essence de térébenthine, café en boisson ; nous recommandons la liqueur de Kummel, les perles de Clertan.

ACIDE SULFUREUX DES ALLUMETTES

Multiplie l'action nuisible de l'acide phosphorique.

Même traitement.

Ces miasmes sont très dangereux pour les personnes qui se traitent avec du mercure ou du cuivre.

CHLORATE DE POTASSE ET PHOSPHO-CHLORATE DE POTASSE OU PHOSPHURE DE POTASSIUM

Nous croyons les allumettes suédoises dangegeuses à respirer, parcequ'elles doivent de temps en temps former du phosphure de potassium ou un corps analogue.

C'est à un corps de ce genre que nous serions tenté d'attribuer l'angine de poitrine.

Météorologie. — Le dernier ouragan de cet hiver est venu vingt-quatre heures après que nous avions vu brûler, sur l'eau stagnante d'un ruisseau de Paris, un corps qui paraissait jouir de l'odeur du phosphore et de la surnatation du potassium.

Dans la même journée, nous avions rencontré

un long miasme d'arsenic. Nous attribuons l'ouragan à ces deux miasmes.

La tisane de boules de gomme est tout ce qu'il y a de meilleur contre ces trois miasmes chimiques phosphorés.

Il n'y a de réellement supportable que l'allumette bougie.

L'art d'allumer un feu sans brûler dix allumettes : Allumer préalablement une chandelle dont la flamme servira à embraser le papier, jusqu'à ce que le feu prenne.

Economie des allumettes sur les boulevards : Mettre des allumeurs à gaz à tous les becs de gaz.

Economie des allumettes dans les cafés : Y établir de distance en distance des allumeurs à gaz, ou bien, au moyen de piles et conduits électriques, des allumeurs électriques. Les garçons n'auraient qu'à étendre le bras pour passer du feu au client avec ces bonshommes qui sont dans beaucoup de cafés. Les allumettes sont la cause de la maladie de cœur des étudiants. La tabagie et la bière sont le remède préventif.

ARSENIC.

Miasme le plus répandu dans les villes, odeur alliacée dissimulée souvent dans des odeurs d'oi-

4.

gnon, ou ressemblant quelquefois à de l'odeur de bouillon.

Symptômes. — Salivation plus abondante que d'ordinaire déterminant une brûlure à l'estomac. Tremblement nerveux notable, surtout lorsque l'on prend un petit verre, et que l'on veut trinquer. On a ce que beaucoup de personnes appellent le trac. Rougeur des yeux, des pommettes, etc.....

Météorologie. — Pluie à Paris dans les vingt-quatre à trente-six heures.

Traitements préventifs et consécutifs. — Fumées de graisse, de beurre, d'huile d'olive, de sucre, de cire d'abeilles, de goudron chauffé dans une casserole, prises de tabac à priser, inhalations de fumée de tabac en cigarettes, cigares et pipes, vapeurs d'éther, de potassium, de sodium.

A l'intérieur : Goudrons de Guyot et de Géraudel. Lotion des yeux, oreilles et premières voies avec eau de Vichy Saint-Yorre.

Boire beaucoup d'eau de Vichy Saint-Yorre, de la bière, du Raspail, du vin chaud sucré, de l'eau ferrugineuse, de l'eau-de-vie pailletée d'or de Dantzig.

Prendre des pastilles au chlorate de potasse.

Boire beaucoup de lait. Manger du fromage et de la viande. Eviter les féculents, haricots, marrons, chocolat, etc., qui causent des aigreurs d'estomac et des flatulences considérables avec l'arsenic.

L'arsenic est le miasme des aigreurs, des flatulences et des pellicules.

Les lotions savonneuses sont très bonnes en ces circonstances pour la peau et le cuir chevelu ; la tisane de boules de gomme et l'eau de Vichy Saint-Yorre ; l'huile de foie de morue, les tartines de corps gras sont des choses excellentes à l'intérieur.

Ces moyens tournent au profit du corps un miasme qui pourrait être mortel.

L'arsenic est par excellence le miasme de cette phthisie pulmonaire qui se traite par les pilule de sel marin.

L'arsenic étant un corps nervin et névralgique, il faut éviter le café et le remplacer par le bordeaux et le bourgogne, en pareilles circonstances.

ARSÉNITE DE CUIVRE

Même traitement. Eviter de brûler les papiers verts. Forcer sur le sucre, en inhalations et à manger.

SULFATE DE CUIVRE

Odeur de pain grillé ou de lait qui brûle.

Symptômes. — Bleuettes lumineuses, la nuit,

en remuant les paupières. Le lendemain, raideur et craquements dans le cou.

Traitement. — Laver les yeux et le nez avec de l'eau de laurier cerise. Respirer des vapeurs d'éther et d'ammoniaque. Manger beaucoup de salade de laitue. Boire de l'eau d'orgeat et du kirsch.

SUIE CRÉOSOTÉE ET CRÉOSOTE PURE

Miasme des plus fréquents à Paris, surtout lorsque la pluie fait tomber la suie dans les foyers. Nous serions très disposé à lui attribuer le croup. Ce miasme est rendu encore plus dangereux, si on respire des vapeurs de café et des vapeurs d'arsenic. La grippe doit être une de ses formes nuisibles les plus ordinaires.

Météorologie. — Changement de température en l'espace d'une ou deux heures, remarquable par un refroidissement. Neige fondue, en hiver, s'il y a des nuages. Formation immédiate d'un vent d'ouest, et pluie dans les vingt-quatre à trente-six heures.

Tendance aux crues des rivières et des fleuves.

Traitement préventif. — Inhalations de fumées graisseuses et de fumées de goudron bouillant.

Traitement consécutif. — Inhalations d'éther, d'essence de térébenthine, de fumées de sucre, d'huile d'olive, de poudre de riz surtout. On peut faire des inhalations d'acide phénique.

Lotions à l'eau de Saint-Galmier et de Vichy tour à tour.

A l'intérieur : pastilles de chlorate de potasse, de goudron, d'essence de térébenthine.

Boire du kummel, du vin blanc, du vermouth ; beaucoup d'eau de Saint-Galmier et de Vichy mélangées à parties égales, et acidulées par de grandes quantités d'eau de seltz.

Le citron, la limonade citrique et toutes les substances nutritives acides, le vin chaud ou le punch au citron, la confiture de gelée de groseilles.

VAPEURS D'ESSENCE D'OIGNON.

Causées probablement par l'encre sympathique de cette composition.

Vapeurs excessivement corrosives avec sécrétions nasales et bronchiques abondantes et rapides.

Les vapeurs d'oignon en général, combinées aux traitements mercuriels de l'organisme, doivent probablement engendrer la phthisie scrofuleuse.

L'essence d'oignon doit engendrer des pneumonies mortelles.

Le jour de la mi-carême 1884, un fort miasme

d'essence d'oignon s'est répandu sur les grands boulevards.

Mortalité. — La mortalité de la semaine suivante était augmentée de cent morts.

Météorologie. — Le temps se refroidit brusquement et il tomba de la neige le jour de l'enterrement des victimes de la rue Saint-Denis ; c'est-à-dire le lendemain de la mi-carême.

Bien que nous ayons fait notre possible pour éviter ce miasme, nous avons été enrhumé dès le lendemain de ce jour.

Nous avions prévu et notre rhume et la neige et l'augmentation de la mortalité.

Traitement. — Inhalations graisseuses et d'huile surtout. Inhalations de beaucoup de poudre de riz.

Manger des salades d'œufs à l'huile et au vinaigre avec les appétits persil et cerfeuil.

Boire beaucoup d'eau de Saint-Galmier, de Vichy, de lait, de Raspail.

Dans ces circonstances, la pulpe d'oignon bien bouillie, bien débarrassée par ébullitions multiples de son essence doit être très bonne à prendre à l'intérieur. Il est évident que cette besogne ne doit pas être faite par quelqu'un qui a déjà respiré un miasme d'essence d'oignon.

Boire de l'eau de goudron.

VAPEURS DE CÉLERI

Ces vapeurs sont rares.

Traitement. — Inhalations de musc, de poudre de riz, de camphre ou vapeurs de camphre.

Musc et camphre à l'intérieur, Raspail.

Anti-inflammatoires.

FEUILLES DE BELLADONE, VALÉRIANATE D'ATROPINE ET ATROPINE.

Une personne en fumant un jour dans sa pipe des feuilles que nous crûmes être des feuilles de belladone fit tousser toutes les personnes qui se trouvaient dans la rue où elle marchait.

Nous évitâmes ces fumées et, avec quelques boules de gomme, nous eûmes raison de notre suffocation.

Une autre fois, un miasme qui tenait le milieu entre l'odeur de l'urine de chat et l'odeur de l'huile à pétrole, nous prit tellement à la gorge qu'il nous supprima une gamme vocale entière pendant plus de deux mois.

Notre voix reprit un peu de son étendue avec de la tisane de boules de gomme.

Enfin, il arrive de temps en temps qu'en parlant on sent la voix s'altérer et il vient une irritation qui se localise à l'arrière-gorge et au voile du palais.

Nous attribuons le second miasme à du valérianate d'atropine et le troisième à de l'atropine.

Traitement. — Lotions et gargarismes avec l'eau de Saint-Galmier additionnée de bicarbonate de magnésie. Tisane aux quatre-fleurs. Quelques gouttes de laudanum sur du sucre. Pastilles au chlorate de potasse. Tisane de boules de gomme.

Boire beaucoup d'eau de seltz.

BROUILLARDS DU MATIN, DU TANTOT ET DU SOIR.

Brouillard du matin ; corrosif par suie créosotée.

Traitément. —Vin blanc, vermout, goudron, kummel, sirop de gomme, rhum et anisette, Raspail.

Brouillards du tantôt et du soir.

Ces brouillards sont composés par les vapeurs des linges étendus dans les séchoirs. Les substances corrosives, surtout lorsqu'il n'y a pas de vent, sont composées par les vapeurs d'acides phosphorique, sulfureux et du chlorate de potasse, de l'immense quantité des allumettes qui brûlent dans les villes.

Traitement. — Inhalations de fumées de substances graisseuses et sucrées et de goudron bouillant.

A l'intérieur : goudron, Saint-Galmier, sirop de gomme, absynthe, kummel, chlorate de potasse, pastilles de charbon, fer, vins chauds citronnés, Raspail.

Règle générale. — Dès qu'on rencontre un miasme suspect, on doit cesser de respirer, plonger à travers en fermant presque les yeux et au besoin changer vivement de trottoir.

Ensuite, à défaut de miasmifuge, on peut toujours bien, pour quelques secondes, filtrer l'air de sa respiration à travers sa salive accumulée vers les dents. En usant de cet heureux procédé, il nous est arrivé plusieurs fois d'avoir eu la langue brûlée comme avec de la soupe chaude. Il est donc probable que nous avons évité ainsi de fortes bronchites. Il est évident qu'il faut alors cesser de respirer par le nez. Ce n'est pas très difficile à faire.

LE CHOLERA

Plusieurs mois avant le choléra de Toulon et de Marseille, par analogie avec les pluies et les inondations de la Charente-Inférieure qui, pendant l'épidémie de 1883 (fièvre typhoïde de Saintes) furent produites par des miasmes chimiques, nous avons dit que le choléra d'Egypte avait dû être produit par des miasmes chimiques. Ceci est dans notre n° 2.

Le grand vent qui sévit à Toulon le 19 juin et les inondations considérables de Pologne et d'Autriche, déterminées par des chutes de neiges et des avalanches semblent avoir donné raison à notre théorie.

Or, le choléra actuel est le choléra asiatique des mieux prononcés. Pourrions-nous donc trouver en Asie des substances chimiques capables d'engendrer le choléra par leurs vapeurs.

Il y a dans les pays orientaux deux sortes de produits chimiques très répandus :

1° Le Rusma ou pâte épilatoire qui sert à supprimer du corps, les poils qui sont regardés comme une cause des maladies de la peau.

Or le Rusma contient, en fortes proportions, du réalgar ou sulfure rouge d'arsenic.

2° L'antimoine qui sert à ombrer les yeux et à leur donner une certaine beauté, tout en les garantissant des ardeurs du soleil.

Il n'en faudrait pas davantage pour que nous trouvions dans le choléra asiatique non pas une analogie, mais une identité avec le choléra stibié, si bien décrit par M. Paulier.

Il suffirait pour cela que des vapeurs d'arsenic et d'antimoine vinssent à se rencontrer pour former du soufre d'antimoine et d'arsenic.

Or Gaspard Correa appelle le choléra asiatique uma d'or. Il l'aurait appelé humus d'or, terre d'or, que cela n'aurait pas été plus clair que l'épithète de soufre doré d'antimoine.

En mettant de côté la théorie des vapeurs chimiques, pourquoi n'admettrait-on pas avec la théorie de M. Pasteur celle de M. Bouchardat et la nôtre, que le choléra fût produit par un microbe, et que ce microbe prendrait naissance dans des produits stibiés, comme M. Bouchardat a démontré qu'il se développe dans l'arsenic un microbe arsenié.

Le microbe aurait alors des propriétés cholériques jointes à la faculté de se transporter d'un lieu à un autre. (La cantharide n'est-elle pas un être chimique qui vole).

Ces facultés cholériques s'épuiseraient par suite du développement répété de ce microbe dans des milieux dépourvus d'antimoine comme le corps humain. Leur recrudescence serait favorisée par l'émétique des fosses d'aisances.

Traitement préventif. — 1° Nous sommes persuadés que les grands feux de substances aromatiques ne servent qu'à une chose, à savoir, d'empêcher de se garer du fléau, ceux qui seraient capables de l'éviter s'ils venaient à le percevoir par le sens de l'odorat ;

2° Nous irions jusqu'à faire supprimer la préparation des aliments dans les villes atteintes par le fléau. De cette façon, nous supprimerions les feux de toute la ville, nous éviterions les imprudences par jet au feu de substances chimiques. Ensuite nous ferions expédier de la nourriture toute préparée par des pays qui ne seraient pas atteints par la contagion ;

3° Nous recommanderions les inhalations de fumées de graisse, de beurre, de sucre et de cire. Les inhalations de camphre agiraient chimiquement et vitalement pour neutraliser les miasmes de microbe chimique ou de substance chimique.

Nous pensons que le vin de quinquina et le Raspail seraient très bons ; le Raspail comme utile à tout, le vin de quinquina comme constipant.

Le bicarbonate de potasse serait bon comme diurétique, l'eau de Vichy aussi et peut-être contre le microbe arsenici.

L'eau de Saint-Galmier pour prévenir l'inflammation des reins. L'eau sulfureuse, celle de Labassère serait bonne par petites gorgées pour ramener la chaleur à la peau et dilater les pulsations artérielles.

Prendre des pastilles au chlorate de potasse.

Le goudron est toujours un bon traitement préventif.

L'inhalation de poudre de riz est constipante.

Les eaux minérales seraient encore très utiles à la période de réaction fébrile.

En fait de liqueur préventive du choléra, nous conseillerons les cerises et les prunes à l'eau-de-vie, même le kirsh.

Un jour que nous sentions notre estomac dans un état nauséeux, des cerises à l'eau-de-vie nous ont supprimé cet état comme par enchantement.

Le nitrate de potasse sous forme de clous fumants serait probablement une bonne chose, la poudre de guerre aussi. Pendant l'épidémie de fièvre typhoïde de Saintes, nous avons arrêté une diarrhée incoercible en buvant chaque jour une légère pincée de poudre dans un verre d'eau. C'est sûrement à cet effet que l'on fait boire au soldat, de la poudre avant d'aller sur le champ de bataille. L'eau-de-vie, le rhum sont surtout utiles contre les émanations ammoniacales des fosses d'aisances; le fer contre les émanations sulfhydriques.

Les clous fumants d'encens pour imiter les Orientaux.

MOYEN DE DIMINUER LA FORCE DES OURAGANS

Les ouragans sont généralement produits par de forts miasmes chimiques. Le corps gras est le tempérant le plus généralement utilisé de la substance chimique. Nous croyons qu'au lieu de filer de l'huile sur la mer, il serait préférable de vaporiser de grandes quantités de corps gras sur le littoral de la mer, au moyen de plaques de fer rouge.

En second lieu, on diminuerait considérablement les tempêtes, en tirant des coups de canon contre elles dans les divers ports maritimes.

Pour prévenir des tempêtes à la suite de grandes réjouissances nationales, ou bien aussi pour leur préparer du beau temps, il serait bon de recommencer la tradition, et de saluer les beaux jours par des salves de coups de canon dirigés dans la direction de l'Ouest et même légèrement du Sud-Ouest.

DE L'OPUSCULE MIASMIFUGE

2° Miasmes névralgiques.
3° Miasmes névrosiques.
4° Miasmes inoffensifs seuls, et nuisibles par double combinaison avec un autre miasme.
5° Miasmes infectieux.
6° Miasmes constipants.
7° Miasmes purgatifs. Fièvre typhoïde.
8° Miasmes sialagogues.
9° Miasmes inodores.
10° Miasmes des maux des yeux, des oreilles et des dents.

DOCTRINE DU CORPORO-VITALISME
L'ART DE LA CALLIPÉDIE
LES QUATRE PHTISIES HUMAINES ET L'ANÉMIE
PHARMACIE DE THÉRAPEUTIQUE MIASMIFUGE
ÉLECTUAIRES ET PANACÉES

LE

MIASMIFUGE

DEUXIÈME CLASSE DE MIASMES

MIASMES DU SYSTÈME NERVEUX

Les miasmes chimiques gazeux trouvent, dans les yeux, les oreilles, le nez et les voies respiratoires, des surfaces considérables, et les voies les plus directes pour attaquer, ébranler, congestionner, altérer substantiellement les parties les plus riches du système nerveux de tout le corps humain.

C'est ainsi que nous avons le nerf optique, le nerf olfactif, le nerf auditif, dont les commotions retentissent directement sur le cerveau, après avoir plus ou moins fait souffrir les régions spéciales qu'ils animent : yeux, nez et oreilles.

Par les yeux et le nez, ces miasmes arrivent à donner des névralgies aux nerfs des dents supérieures ou des dents du haut de la bouche.

Par le nez et l'oreille, ces miasmes arrivent à

5.

donner des névralgies, plus rares, aux nerfs des dents inférieures ou dents d'en bas de la bouche.

Par le nez et l'oreille, ils arrivent à donner des douleurs aux nerfs faciaux ou de la face, et aux nerfs du cou, tels que phrénique et pneumogastrique.

Dans toute l'étendue des poumons, ils peuvent donner des névralgies aux nerfs phréniques et pneumogastriques, douleurs qui retentissent principalement sur le cœur et l'estomac.

Ils donnent des névralgies intercostales, et troublent l'innervation du grand sympathique, le nerf de la vie végétative.

Les miasmes du système nerveux peuvent se diviser en deux classes : miasmes inflammatoires ou névralgiques, et miasmes altérants du système nerveux ou névrosiques.

2° MIASMES NÉVRALGIQUES

On peut faire entrer dans cette classe tous les miasmes dits inflammatoires ou corrosifs, parce que l'inflammation, qu'ils déterminent, est toujours accompagnée de douleurs névralgiques plus ou moins vives.

Les substances névralgiques proprement dites, sont :

L'arsenic, les vapeurs de café qui grille, les vapeurs de mercure, les vapeurs saturnines.

Ces vapeurs peuvent se présenter seules aux voies respiratoires, ou s'y présenter les unes après les autres, en des temps rapprochés, et agir ensemble, synergiquement, pour rendre la douleur névralgique plus forte, plus aiguë.

Les divers assemblages des substances névralgiques peuvent se présenter, à une même personne, de la manière suivante :

Vapeurs dites corrosives ou inflammatoires, et vapeurs névralgiques. Exemple :

Vapeurs d'arsenic, vapeurs de phosphore et d'acide sulfureux; ou encore, vapeurs de phosphure de potassium.

Les vapeurs mercurielles rendent bien plus névralgiques la respiration de ces vapeurs. Un traitement mercuriel place une personne dans les mêmes conditions, par rapport aux divers miasmes inflammatoires ou névralgiques.

Autres assemblages de vapeurs névralgiques :

Vapeurs d'arsenic et vapeurs de café qui grille.

Vapeurs d'arsenic, vapeurs de café qui grille, et vapeurs mercurielles.

ARSENIC

L'arsenic est un corps dont les vapeurs sont très fréquentes et corrosives ; nous l'avons classé, pour cela, parmi les miasmes dits corrosifs ou inflammatoires. Mais ces miasmes ou vapeurs d'arsenic sont aussi très névralgiques, et donnent des douleurs névralgiques dans les yeux, le nez, les dents les oreilles.

TRAITEMENT

Les inhalations de fumées de corps gras, et les lotions des yeux, nez et oreilles, avec l'eau de Vichy-St-Yorre, sont le moyen le plus propre à supprimer ces névralgies, dès qu'on les sent venir, ou que, par suite de la connaissance des vapeurs alliacées d'arsenic et de leurs effets, on prévoit qu'elles viendront. Les prises de tabac à priser, et les fumées des pipes, cigares et cigarettes sont aussi très bonnes, parce qu'on les a toujours sous la main.

VAPEURS DE CAFÉ QUI GRILLE.

(Nervosisme parisien.)

Ces vapeurs jettent, dans un grand état nerveux, les personnes qui restent exposées à les respirer pendant assez longtemps, et d'une façon fréquente. Cela se présente, lorsqu'on demeure dans le voisinage de personnes qui ont l'habitude de faire griller du café, et que le vent vient pendant assez longtemps remplir nos appartements de ces vapeurs.

Nul doute pour nous que ces vapeurs de café qui grille ne soient la vraie et la grande cause du Nervosisme Parisien.

Que faire à cela ? Le café est une trop bonne chose pour que l'on s'en passe. Le café est une boisson de première nécessité, pour activer la digestion de l'homme qui se courbe, après ses repas, sur un travail manuel ou intellectuel.

En ces circonstances, le café tient l'intelligence en éveil, il empêche de dormir le travailleur nocturne; c'est un stimulant de l'intelligence et de l'imagination.

Comment donc empêcher que la préparation du café ne vienne rendre nerveuses les personnes du voisinage ?

Cela est bien simple. Il n'y a qu'à fermer immédiatement ses fenêtres, dès que l'odeur bien connue commence à se propager dans l'air. Si on prend cette sage mesure de précaution, on évitera le nervosisme. Si, au contraire, on trouve que le temps est trop beau pour fermer ses fenêtres, et qu'il fait bon de respirer le grand air, on subira les conséquences de son imprudence ; on deviendra excessivement nerveux.

On s'expose aussi aux mêmes conditions de nervosisme, si on tient dans ses appartements du café frais grillé et qui répande un fort arome. Il faut toujours tenir bien enfermé son café, de façon à ce qu'il ne répande aucune odeur dans les appartements.

Après cela, une personne énervée, rendue sujette aux migraines, par les émanations du café, devra humer de temps en temps des prises de tabac à priser. Elle devra aussi fumer beaucoup dans un appartement fermé, afin d'inhaler les fumées de tabac qui sont stupéfiantes.

Elle fera bien de boire beaucoup de bière, et des petits verres de Raspail de temps à autre, ainsi que de la chartreuse et surtout chartreuse verte.

Comme matière médicamenteuse, elle pourra prendre de temps à autre, soit de la tisane quatre fleurs qui contient du pavot, soit quelques gouttes de laudanum sur du sucre, et encore, du sirop de morphine ou du sirop de codéine.

Si cette personne est très nerveuse, elle fera bien de cesser de prendre du café, et de le remplacer par les meilleurs crûs du Bordeaux et du Bourgogne.

Comme nous l'avons déjà dit, la réunion des vapeurs de café qui grille et de vapeurs d'arsenic produit un assemblage d'inhalations excessivement névralgique. Et alors, gare aux migraines, aux maux de dents et d'oreilles.

Aussi, on devrait prescrire de ne griller le café que sur les quatre ou cinq heures du matin.

PHOSPHO-CHLORURE DE POTASSIUM OU PHOSPHURE DE POTASSIUM.

Ce corps, que nous dénommons ainsi, parce que sa vapeur a une odeur tout à fait identique à celle des allumettes suédoises, est aussi cause d'accidents névralgiques qui vont jusqu'au cœur, en partant de l'oreille, sans parler des névralgies oculaires et dentaires. Il est donc susceptible de donner l'angine de poitrine. Ses principaux modes de traitement sont l'inhalation de térébenthine, les perles de Clertan et la tisane de boules de gommes.

La lotion des yeux, nez et oreilles, avec eau de St-Galmier.

Les vapeurs mercurielles doivent être une cause aggravante de l'état névralgique produit par les vapeurs de cette substance chimique et prédisposante de l'angine de poitrine.

MERCURE, CALOMEL, SUBLIMÉ CORROSIF FULMINATE DE MERCURE.

M. Bouchardat cite les doreurs sur métaux, les étameurs de glaces, les chapeliers, les photographes, les fabricants de baromètres, les laveurs de cendres d'orfèvres comme employant dans leur profession des substances mercurielles. Nous y ajouterons les tirs de toute sorte comme faisant une dépense assez considérable de fulminate de mercure. Les conseils d'hygiène et de salubrité publique ont imposé à ces divers métiers une forte aération de leurs ateliers. Ce n'est donc pas leur faute si des vapeurs mercurielles se trouvent répandues dans le voisinage. Indépendamment de ces vapeurs répandues dans l'air forcément pour l'utilité du public, par nous donc, autant que par ceux qui manipulent ces substances, nous sommes persuadé que bien des paquets de calomel sont jetés au feu par des personnes inconscientes de l'imprudence hygiénique qu'elles commettent.

Symptômes. — Quand on a de la salivation et du tremblement dans les mains, sans qu'on ait respiré des vapeurs alliacées d'arsenic ; quand on se sent pris de névralgies dans les yeux et les oreilles, ainsi que de maux de dents... sans avoir d'inflammation bien marquée dans les yeux, on fait bien de soupçonner d'avoir respiré des vapeurs mercurielles. La salivation est très à remarquer en dehors des repas.

Traitement. — On fera très bien alors de se laver les yeux, le nez et les oreilles, et de se gargariser la gorge avec de l'eau de Saint-Galmier, soit seule, soit additionnée d'un peu de poudre de bicarbonate de magnésie, et de recommencer cela de temps en temps dans la journée. On fera des inhalations de graisse jetée sur des charbons ardents. On respirera des vapeurs d'ammoniaque. Boire ensuite beaucoup d'eau de Saint-Galmier à ses repas et pendant l'intervalle. Avaler de temps à autre une pastille au chlorate de potasse.

Nous sommes persuadé que le typhus des camps doit être produit, pour beaucoup, par le fulminate de mercure combiné à la respiration d'allumettes chimiques, et aux émanations, à ciel ouvert, des vidanges humaines.

Il se produit alors dans l'organisme des composés phosphatés, sulfatés et sulfhydriques de mercure. Il faut joindre à cela que le salpêtre respiré en trop grandes quantités doit finir par anémier le sang, par un excès de substances potassiques.

Nous avons dit que le corps gras était la substance tempérante par excellence des émanations chimiques. La fumée des corps gras est surtout la substance tempérante de la vapeur mercurielle. C'est donc une bonne chose que l'on couvre de graisse les balles des cartouches. Et nous ne blâmerons jamais les Cosaques et les Allemands d'avoir montré beaucoup d'appétit pour les chandelles ou pour le lard. Ils nous montraient ainsi que l'instinct pousse le corps humain vers les substances qui lui sont utiles. Nous approuvons donc parfaitement de combattre les effets altérants du nitrate de potasse et du mercure par la manducation de corps gras ; mais nous déclarons l'inhalation de corps gras en fumées comme étant d'un effet plus direct et plus immédiat.

Quand on a inhalé des vapeurs de mercure, on fait bien, aux inhalations de fumées de graisse, d'ajouter de légères inhalations d'ammoniaque. Ne jamais oublier l'eau de Saint-Galmier et le fer, surtout le fer Bravais, au sujet du mercure.

3° MIASMES NÉVROSIQUES.

Parmi les miasmes névralgiques, nous pourrions citer les vapeurs des substances saturnines, puisqu'elles causent l'encéphalopathie saturnine. Mais nous les placerons plutôt parmi les substances névrosiques, parce qu'elles altèrent le système nerveux, sans déterminer d'inflammation aux yeux ni aux muqueuses.

Symptômes. — Les substances saturnines déterminent, comme premiers symptômes, un certain assèchement de l'œil, qui fait que, lorsqu'on se touche les yeux ou qu'on remue les paupières, les yeux craquent comme du parchemin.

Ensuite on a des craquements dans le cou, lorsque l'on veut remuer la tête, en regardant en l'air.

D'autres fois, ces symptômes peuvent aller jusqu'au torticolis ou au lumbago. Le lumbago que nous avons eu une fois, nous l'attribuons à des vapeurs de nitrate de plomb.

Le pouls est petit et filiforme. On a du tremblement dans les mains.

Traitement. — Se laver les yeux, le nez et les oreilles, et se gargariser avec de l'eau sulfureuse de Labassère.

Faire des inhalations avec des fumées de corps gras, principalement d'huile d'olive ou d'huile de lin; faire des inhalations avec de l'essence de térébenthine. L'huile de lin et l'essence de térébenthine sont les dissolvants naturels de la peinture.

Enfin, boire de temps à autre une cuillerée à bouche d'eau sulfureuse de Labessère. Avaler des perles de Clertan.

On peut encore attribuer aux vapeurs saturnines la jaunisse ou ictère; la gravelle ou dépôt rouge d'acide urique, et des attaques semblables à celles de l'épilepsie.

Le mercure donne lui aussi du tremblement et des attaques d'épilepsie. La salivation mercurielle sera un bon élément de diagnostic, pour différencier l'intoxication par ces deux sortes de miasmes.

Les vapeurs saturnines des villes prédisposent à l'affaiblissement des forces et à la perte de l'appétit. C'est ce qui fait que si, de temps en temps, on avale une cuillerée à bouche d'eau de Labassère, ou une ou deux pastilles de soufre, on est tout étonné de se trouver un léger surcroît de bien-être et de force musculaire, tout aussi bien que si l'on venait de prendre un petit verre d'eau-de-vie ou de rhum. Le pouls qui était petit devient plus plein et plus large. Nous croyons que la substance saturnine doit prédisposer à l'asthme. Aussi l'arsenic, sous la forme de liqueurs de Fowler et de Pearson, doit être très bon en pareilles circonstances. La substance arsenicale facilite la respiration. Or, généralement, lorsqu'on a respiré un miasme, surtout un miasme de substance saturnine, on a le nez qui se bouche et on est forcé de respirer la bouche ouverte.

En cas d'intoxication par les vapeurs saturnines de tous les genres de peinture, il doit être avantageux de respirer modérément des vapeurs d'arsenic. Mais ces inhalations doivent être faites avec la plus grande prudence, avec la plus grande parcimonie, par les personnes qui se les pratiquent. On doit toujours craindre, en effet, d'incommoder les personnes du voisinage.

Une personne qui travaille dans la peinture supportera plus facilement que d'autres personnes la respiration du phosphore et du soufre des allumettes. Nous recommanderons, comme supérieure à to - ces procédés d'inhalations, l'inhalation de légères vapeurs d'acide sulfhydrique.

4° MIASMES INOFFENSIFS SEULS, ET NUISIBLES PAR DOUBLE COMBINAISON AVEC UN AUTRE MIASME.

Lorsque l'on a respiré des vapeurs mercurielles, ou lorsque l'on est en traitement mercuriel, nous regardons comme très dangereux de respirer certaines vapeurs, telles que :

Vapeurs d'ail, vapeurs d'oignon. Ces substances contiennent des sulfocyanures qui forment, avec le mercure de l'organisme, des composés nuisibles. Leur moindre effet, c'est de faire pleurer beaucoup les yeux, et de rendre le nez froid comme du marbre.

Il est dangereux, pour ces mêmes personnes, d'aller se promener du côté de la fabrique de chlore de Javel, ou du côté des fabriques de savon aux amandes amères de Saint-Ouen-Clichy; parce qu'il peut se former, dans l'organisme, des cyanures de mercure avec l'essence d'amandes amères, et du sublimé corrosif avec le chlore.

Au contraire, ces personnes anéantiraient leur traitement, en allant du côté des fabriques d'ammoniaque; ou bien mieux, elles se guériraient de leurs névralgies mercurielles.

C'est ce qui fait voir que toutes choses peuvent

être utiles, si on sait s'en servir, ou si on sait éviter les accidents qui pourraient les rendre nuisibles.

Les personnes qui demeurent du côté de Javel ou de Clichy-Saint-Ouen, feront bien d'éviter le mercure, et d'avoir toujours chez elles de l'ammoniaque, pour calmer la force des vapeurs de chlore ou d'amandes amères.

Les vapeurs d'amandes amères sont au contraire avantageuses pour des personnes qui auraient inhalé accidentellement des vapeurs de sulfate de cuivre et même des vapeurs d'arsenic ou de créosote.

Si les vapeurs de la fabrique de Javel sont nuisibles pour les personnes qui ont pris du mercure, elles sont pour ainsi dire le désinfectant gratuit de toutes les émanations des fosses d'aisances de Paris, lorsque le vent d'ouest souffle sur la ville.

Du côté de Javel, outre les vapeurs d'ammoniaque, on fera bien de se protéger les bronches de l'action corrosive constante du chlore, par des inhalations de fumées graisseuses de graisse, de beurre et d'huile.

Les vapeurs sulfureuses et phosphorées sont nuisibles aux personnes qui ont pris du mercure, ou des aliments verdis avec le cuivre. Le vinaigre aussi.

Les vapeurs sulfureuses déterminent un peu de crachotement, de salivation, chez les personnes qui ont pris du fer.

Les vapeurs de coquilles d'œufs brûlées déterminent du mal de dents aux personnes qui ont pris du fer et qui ont des dents cariées ; elles nous ont du moins plusieurs fois produit cet effet.

Les vapeurs de peinture à l'huile ou saturnines, seules, provoquent des dépôts abondants d'acide urique rouge dans les urines.

Combinées aux vapeurs d'amandes amères ou d'oignon, elles provoquent une très forte albuminurie :

Les urines sont ammoniacales, et présentent, au fond du vase, une bouillie blanchâtre.

Ces symptômes disparaissent par l'eau sulfureuse, le lait, le goudron et la gomme.

5° MIASMES INFECTIEUX.

Respirations humaines.— Les respirations humaines sont nuisibles à l'atmosphère de l'homme. Le premier de tous les éléments nuisibles, c'est l'acide carbonique.

Remèdes. — Tout le monde sait aujourd'hui que les plantations d'arbres absorbent et suppriment l'acide carbonique, et que les badigeonnages au lait de chaux ou au plâtre, ainsi que les peintures à l'huile, neutralisent l'acide carbonique de la respiration, dans les grandes villes.

Gaz intestinaux. — Les gaz intestinaux, lorsqu'on les laisse s'accumuler dans un appartement, sont très nuisibles. Leur premier effet est de détruire le fer de l'économie, en formant des sulfures de fer. On doit donc aérer fréquemment ses appartements, lorsque l'on a des indispositions de ce genre.

Ces gaz sont rendus très nuisibles, comme nous l'avons démontré, lorsqu'on a respiré des vapeurs chimiques ou absorbé des matières médicamenteuses altérantes.

Ils sont encore très nuisibles, lorsqu'on a mangé des substances nutritives malsaines. Nous citerons, comme exemple, les œufs qui ne sont plus frais.

Remède. — Le meilleur remède, c'est l'aération fréquente des appartements combinée à la respiration des parfums de toutes sortes, ou à la respiration des fleurs. On fait ainsi de l'organisme une sorte de sanctuaire, de vase odorant, qui fait que, d'une manière générale, les femmes qui respirent des parfums ont l'haleine pure, et semblent embaumer autour d'elles, alors qu'elles ne portent sur elles aucun parfum apparent.

Leurs parfums, elles les portent en elles, dans le sang qui circule dans leurs veines, et qui s'est imprégné des substances odorantes qui se trouvaient dans leurs appartements.

Nous avons démontré que les émanations gazeuses se rendent jusqu'à la vessie et aux intestins; que l'essence de térébentine donne aux urines l'odeur de violette.

Nul doute que les parfums des fleurs, les aromes de tous genres ne pénètrent aussi jusqu'à l'intestin, dont ils vivifient, tonifient les tissus, et neutralisent en même temps les émanations malsaines.

Donc alimentation saine, fleurs et parfums, ferrugineux en petite quantité, ablutions au thymol doré.

GAZ SULFHYDRIQUES ET AMMONIACAUX DES FOSSES D'AISANCES.

Les fosses d'aisances et leurs tuyaux laissent échapper naturellement des émanations sulfhydriques et ammoniacales dans l'air.

Remèdes. — Les remèdes sont les peintures

qui, en se noircissant, neutralisent les émanations sulfhydriques des fosses d'aisances, et les décèlent.

Les fumées des cheminées et des usines neutralisent très avantageusement les émanations qui sortent des tuyaux des fosses, au même niveau que la fumée sort des tuyaux de cheminées.

Les boissons alcooliques, rhum, eau-de-vie, etc. Tous leurs composés qui forment les liqueurs sont, dans les villes, les neutralisants les plus directs des émanations ammoniacales des fosses d'aisances.

Certains gonflements tympaniques doivent être dus à un grain de sel ammoniaque qui se sera mélangé à du sel de cuisine. Remède. Corps gras, sucre, et boissons alcooliques.

Le fer, sous toutes ses formes, et les pastilles au chlorate de potasse sont de très bons procédés de traitement des miasmes infectieux, ainsi que les poivres et substances aromatiques dans les aliments.

Les légères inhalations de chlore, les inhalations de poussières ordinaires, de poussières de charbon, de fumées ordinaires et de fumées de tabac sont les désinfectants qui protègent naturellement les poumons contre ces miasmes.

Les couches de poussières ordinaires, de poussières de charbon et de chlorures sont les meilleurs désinfectants des fosses d'aisances.

Météorologie. — Quelquefois le vent s'engouffre si désagréablement dans les fosses d'aisances qu'il inonde les quartiers de ces produits nauséabonds. Lorsque ces phénomènes se reproduisent pendant assez longtemps, ils deviennent la cause de fortes pluies d'orages. Il n'est pas rare de rencontrer, dans l'air, des émanations désagréables résultant de la combustion de cacas d'enfants ou des animaux domestiques qui se trouvent dans les cheminées au moment où on y fait du feu.

Nous avons indiqué les remèdes. Le meilleur de tous, c'est de fermer ses fenêtres, pour ne pas respirer ces miasmes infectieux.

ÉTABLISSEMENTS A MAUVAISE ODEUR.

Les ferrugineux, les pastilles au chlorate de potasse, les vins de quinquina, les liqueurs telles que rhum, eau-de-vie, anisette, chartreuse, raspail, absinthe, etc..., les substances poivrées et aromatiques dans l'alimentation ; les ablutions au thymol doré et aux eaux de toilette de toutes sortes; comme inhalations le chlore, les fleurs et les parfums de toutes sortes sont les meilleurs moyens de se préserver la santé aux voisinages des établissements qui répandent des miasmes infectieux.

Souvent dans les cuisines, en hiver surtout, lorsque les portes sont closes, les feux des cuisines se trouvent alimentés par un courant d'air qui vient par les tuyaux d'égouts. On fera bien, en ces circonstances, de fermer la soupape de ces tuyaux, de peur de respirer des émanations malsaines.

On fera également bien de prendre ces précautions lorsque, aux divers étages, on verse dans les égouts des eaux de cuisine chaudes, dont les vapeurs remontent par ces tuyaux.

6° MIASMES CONSTIPANTS.

Les miasmes constipants, et qui ôtent les forces et l'appétit, sont en général produits dans les villes par les émanations des peintures. Ils le sont aussi par les combustions de tapisseries et de bois peints.

Ce sont les moindres accidents; car les accidents du plomb peuvent causer de forts maux de tête, de l'encéphalopathie, du tremblement, de l'ictère, des coliques violentes, du dessèchement des articulations avec craquements désagréables, sinon du rhumatisme articulaire, de la gravelle urique, voire même la pierre, et enfin de l'épilepsie.

Recommandations. — On fera bien de recommander beaucoup de ne jamais brûler les tapisseries qui, en outre du plomb, contiennent aussi du sublimé corrosif. On fera bien de prescrire, aux personnes qui veulent brûler du bois peint, l'ordre d'en racler ou faire raboter préalablement toute la peinture. Enfin on ne devra jamais faire cadeau aux pauvres de pareil genre de détritus de bois, car non seulement on leur fera du mal, on les rendra asthmatiques ; mais encore on se rendra aussi malade qu'eux, en respirant les vapeurs malsaines de bois peints qu'on n'aurait pas voulu brûler soi-même.

Traitement. — Au traitement donné pour les miasmes névrosiques de plomb, nous ajouterons la nourriture aux choux et à la moutarde; le traitement au miel et au lait ; les petits verres de kummel.

7° MIASMES PURGATIFS.

Nul doute pour nous que les fièvres, les dysenteries des pays chauds ne soient produites par des miasmes. Les dysenteries doivent être produites par des miasmes ou vapeurs de substances chimiques purgatives, telles que : arsenic, mercure, calomel et sublimé corrosif. Ces substances sont purgatives non seulement parce qu'elles doivent agir sur la sécrétion intestinale, mais aussi parce qu'elles provoquent une salivation considérable en dehors des repas. Cette salivation produit des effets d'autant plus purgatifs, qu'elle contient le purgatif chimique en dissolution dans sa substance.

FIÈVRE TYPHOÏDE

La fièvre typhoïde a plusieurs formes ; elle doit avoir nécessairement plusieurs causes. C'est ainsi que nous attribuerions aux miasmes infectieux qui se répandent comme par fortes bouffées hors des fosses d'aisances et des égouts, les fièvres typhoïdes à caractère putride. Le premier effet de ces miasmes, c'est de produire des selles d'un noir verdâtre.

Fièvre typhoïde de Saintes (Charente-Inférieure). — Pendant la période 1882-1883, plus de 600 malades.

Nous avons toujours trouvé dans l'air un miasme prédominant et des miasmes purgatifs coadjuteurs ou synergiques.

Le miasme prédominant était un miasme à odeur de corne brûlée.

Les miasmes synergiques de nature purgative étaient des miasmes, soit d'arsenic, soit de mercure.

Miasme à odeur de corne brûlée. — Tout le monde sait aujourd'hui que dans la fièvre typhoïde on a, pour principal caractère de la fièvre, la langue dite cornée, parce que la langue est désséchée et comme recouverte d'une couche de corne noirâtre.

Or, fait remarquable, chaque fois que nous avons senti ce miasme si facile à reconnaître, jamais nous ne l'avons vu émaner d'un atelier de charron ; mais il semblait émaner des maisons particulières. Nous nous sommes demandé bien des fois si cette odeur de corne grillée ne pourrait pas être produite par du fiel de bœuf, dont on se sert pour les besoins des ménages. Cette substance, jetée imprudemment au feu, nous fournirait facilement un miasme capable d'aller localiser, directement dans le foie et l'intestin du voisinage, ses actions irritantes nuisibles.

Serait-ce de la corne de pied de cheval ou des poils de cochon grillés ?

Cela ne peut être, parce que la fièvre typhoïde serait alors la maladie ordinaire des maréchaux ferrants ou des tueurs de porcs. Elle serait constante dans les casernes de cavalerie.

La corne des animaux, chevaux et cochons, pourrait-elle cependant prendre parfois des caractères chimiques qui la rendraient nuisible ? Cela pourrait se faire pour les chevaux ou cochons que l'on aurait traités par l'arsenic.

Nous avons dit que quatre fois nous avions été dysentérisé par un miasme à odeur de corne grillée. Et chaque fois que nous avons rencontré un miasme à odeur de corne grillée, nous avons rencontré aussi, soit un miasme d'arsenic, soit un miasme de mercure. Donc de la corne d'animal arséniophage pourrait, à la rigueur, posséder les conditions nécessaires pour devenir, étant jetée au feu, un miasme typhoïdique.

AUTRES FAITS COÏNCIDANT AVEC LA FIÈVRE TYPHOÏDE...

Généralement, la fièvre typhoïde apparaît en automne; or, l'automne c'est l'époque de la St-Michel, c'est l'époque des locations de maisons; c'est l'époque où, de pied en cap, on remet tout à neuf: plafonds, boiseries et peintures. Les peintres en bâtiments sont littéralement sur les dents; ils sont surmenés; ils ont de la peinture à faire en dix et vingt endroits à la fois. Ils vont partout à la fois un peu, pour faire patienter et contenter tout le monde. Du reste, la façon de la peinture s'y prête; car on n'arrive à une peinture définitive, qu'après avoir façonné successivement plusieurs couches, avant la couche définitive.

Comment procède alors un peintre fort intelligent et plein d'expérience, auquel nous avons vu pratiquer ces travaux chez nous, pendant une quinzaine de jours? Il entre dans l'appartement à peindre, et ferme hermétiquement la porte et les fenêtres. Ce procédé nous a plongé tout d'abord dans un étonnement extrême. A la place de ce peintre, nous aurions ouvert les fenêtres et la porte pour établir un courant d'air soi-disant pur. Or, le vieux peintre est trop expérimenté pour commettre cette faute. Pendant que les appartements sont hermétiquement fermés, le peintre pose sa couche de peinture. L'air, qui est en repos, n'a pas le temps pendant ce travail de dessécher, et par suite, de volatiliser la peinture. Seule, l'essence de térébenthine qui sert à maintenir la peinture en dissolution, se volatilise, et fournit aux poumons du peintre une atmosphère protectrice contre les émanations de la peinture. C'est ainsi que nous avons reconnu que l'essence de térébenthine, comme les fumées d'huile de lin, devait être l'antidote pulmonaire naturel des émanations plombiques.

Une fois sa première couche posée, le peintre ouvre les portes et les fenêtres, et s'en va, bien vite, poser de la même façon une couche de peinture dans dix et vingt endroits différents. Il a le temps de faire son travail, avant que la première couche, déposée dans la première maison, ne soit complètement sèche. Il fait ainsi son tour de ville ou de quartier. Tous les peintres font ainsi, dans la même période de la St-Michel, leur tour de ville ou de quartier. Ils partent des appartements fraîchement peints, avant que l'intoxication ne se soit produite dans leur organisme, mais laissant, au hasard et aux vents, le soin de s'occuper d'entraîner de ci de là, de droite et de gauche, et dans les poumons de n'importe qui, les émanations de la couche de peinture qui est en train de sécher.

Des cas remarquables de fièvre typhoïde se sont produits dans des endroits où on avait peint en grand la surface extérieure de certaines maisons.

Donc, nous avons une forme de fièvre typhoïde pouvant être constituée de la façon suivante :

Miasme à odeur de corne grillée et miasme saturnique ou de plomb.

AUTRE FORME DE CAUSE TYPHOÏDIQUE.

Le premier cas de dysentérie que nous ayons remarqué sur notre personne a été produit en deux temps par un long miasme à odeur de corne grillée répandu sur le Cours national de Saintes, dans une étendue de plus de cent mètres.

Bien que nous ayons *filtré*, tout ce temps là, notre respiration à travers notre salive, il est évident que nous n'avons pu éviter une certaine dose d'intoxication par le miasme qui sent ainsi. Dans un second temps de notre promenade, nous avons rencontré un miasme d'arsenic. Dès le lendemain nous étions pris d'une diarrhée incoercible, résistant au vin de quinquina de Bellini, qui d'ordinaire, nous mettait en constipation immédiate, et à des pilules astringentes d'extrait de Ratanhia, ou encore à de la confiture de coings.

Donc nous avons une seconde forme de fièvre typhoïde pouvant être constituée de la façon suivante :

Miasme à odeur de corne grillée, et miasme d'arsenic.

L'arsenic constituerait la forme pneumatosique jointe à la forme spasmodique, c'est-à-dire à crampes et à soubresauts des tendons.

Dans une de nos rechutes, nous avons rencontré à Saintes même un long miasme à odeur de corne grillée, et à Royan où, dans le même jour, nous allions prendre un bain, un miasme d'arsenic et un miasme de mercure.

TROISIÈME FORME DE FIÈVRE TYPHOÏDE.

Miasme à odeur de corne grillée et miasmes d'arsenic et de mercure réunis.

Dans ce cas à forme mercurielle, nous pouvons faire rentrer la fièvre typhoïde de la demoiselle d'un chapelier, qui respira un fort miasme à odeur de corne grillée, pendant que nous nous trouvions causer ensemble, et qui, chez elle, dut rencontrer des vapeurs mercurielles, par suite de la profession de Monsieur son Père.

Cas simple ou forme larvée de fièvre typhoïde. Le premier cas de ce genre s'est, nous en sommes sûr, produit sous nos yeux. Pendant qu'on venait chez nous prendre mesure d'une borne-fontaine (ce qui prouve que le Château-d'Eau ne fonctionnait pas encore), un fort miasme à odeur de corne grillée se trouva traverser notre quartier, et une dame de notre connaissance, qui le respira en grande quantité, fut forcée, le jour même, de se mettre au lit. Elle resta malade pendant une quinzaine de jours, dans un profond état adynamique, et ayant une douleur vague qui siégeait dans la région du foie. C'était un cas simple, une forme larvée, incomplète de fièvre typhoïde.

Ce n'est que bien plus tard que l'eau fut distribuée dans la ville de Saintes. Nous avons bu de l'eau pure du Château-d'Eau de Saintes pendant tout le temps de l'épidémie, et nous n'avons remarqué chez nous d'accidents dysentériques qu'après les observations bien marquées d'un assemblage de miasmes à odeur de corne grillée, et de vapeurs d'arsenic. Nous nous sommes guéri de cette diarrhée, en mettant de la poudre de guerre, par très légères pincées, dans de l'eau du Château-d'Eau de Saintes. Nos rechutes également ont été produites par des inhalations de miasmes à odeur de corne grillée, de vapeurs d'arsenic et de vapeurs de mercure.

Il peut donc y avoir plusieurs formes de fièvre typhoïde.

1re *Forme* : Miasme à odeur de corne grillée et saturnisme de la St-Michel. (Dans les grandes villes, la fièvre typhoïde est perpétuelle, parce que le saturnisme y est perpétuel aussi.)

2me *Forme* : Miasme à odeur de corne grillée, et miasmes de vapeurs d'arsenic.

3me *Forme* : Miasme à odeur de corne grillée, et vapeurs de mercure.

4me *Forme* : Miasme à odeur de corne grillée, et vapeurs miasmatiques d'arsenic et de mercure.

5me *Forme* : Forme larvée.

Respiration d'un simple miasme à odeur de corne grillée.

6me *Forme* : Fièvre typhoïde produite par des miasmes infectieux de fosses d'aisances et d'égouts : c'est la forme qui a été spécialement étudiée par M. le professeur Jaccoud.

Il ne nous reste plus que deux observations à citer, pour compléter les faits énumérés au point de vue du saturnisme et du mercurialisme.

Dans la ville de Saintes, il y a des tireurs de

première force, et un stand magnifique. Nul doute que cela rendrait un rude service à la France et à l'armée française, d'avoir, en grand nombre, des tireurs aussi émérites qu'il y en a chez nous. Seulement, le tir présente des inconvénients hygiéniques, en raison de l'amorce au fulminate de mercure. Nul doute qu'il n'y ait eu du mercurialisme dans la ville de Saintes.

Il y a eu aussi du saturnisme plus que d'habitude. Notre ville de Saintes doit une partie de sa richesse commerciale à la carrosserie.

C'est dire que nous avons, dans notre ville, du saturnisme à l'état continu. Malgré cela, on peut voir, dans la carrosserie, des familles charmantes et resplendissantes de fraîcheur et de santé. Cela prouve bien qu'il suffit de connaître les inconvénients d'une profession, pour savoir les supprimer et n'en garder que les avantages.

D'où est donc provenu ce saturnisme intempestif et extraordinaire aux coutumes de la ville de Saintes ? Il est provenu de ce que, pendant tout le temps de l'épidémie, on a eu des émanations saturniques provoquées par la soudure indispensable aux tuyaux conducteurs des eaux du Château-d'Eau.

Pour faire une soudure au plomb, on a un réchaud qui répand, par la combustion de ses charbons ardents, de grandes quantités d'oxyde de carbone et d'acide carbonique.

Lorsqu'on applique le fer rougi sur une soudure au plomb, on répand dans l'air des vapeurs de plomb fondu. Et les vapeurs d'oxyde de carbone, d'acide carbonique, de plomb fondu doivent produire une sorte de miasme de céruse.

Symptôme d'une ville qui est sous l'empire du mercurialisme, du saturnisme, de l'arsenicisme et du miasme à odeur de corne grillée.

Symptôme précurseur d'une épidémie qui a produit plus de 600 cas de maladie dans une petite ville de quinze mille âmes.

Quelques mois avant que n'éclata cette terrible épidémie, un étranger qui venait de temps en temps dans notre ville, nous posa nettement cette question.

« Monsieur Le Sueur, vous qui êtes médecin, ou du moins qui l'êtes presque, pourriez-vous me dire pourquoi je trouve que toutes les personnes que je connais me produisent l'effet de n'avoir plus la respiration aussi fraîche. Je suis pourtant bien sûr de n'avoir jamais autrefois fait cette remarque. Je ne crois pas à une obsession de mon esprit, ni à une berlue qui viendrait par hasard tromper ma sagacité? »

« Ma foi, lui répondis-je, votre observation ne m'étonne pas. Voilà déjà plusieurs mois, qu'au lieu de me promener tous les jours, et de faire deux ou trois lieues dans la campagne, pour l'avantage de ma santé anémique, j'ai cessé toute promenade. Je m'emprisonne dans notre propriété, parce que je trouve que partout l'air est mauvais, qu'il y a des miasmes dus probablement à des vices d'hygiène. Un jour, peut-être, donnerai-je sur ce sujet un certain nombre d'observations à la Faculté de Paris. »

Et pendant tout le temps de l'épidémie terrible, nous n'avons jamais cessé de nous rappeler cette observation qui contrôlait si bien nos prédictions sur l'impureté de l'air à Saintes.

TRAITEMENT HABITUEL AUPRÈS D'UN STAND DE TIR.

Auprès d'un stand de tir, on doit se pratiquer constamment des inhalations de fumées graisseuses, pour combattre les vapeurs mercurielles. On doit toujours avoir sous la main de l'eau de Saint-Galmier, des pastilles au chlorate de potasse et du fer, on doit fréquemment avaler des œufs crus, bien frais, que l'on absorbe en pratiquant deux petits trous à chaque extrémité de l'œuf. On aspire ensuite l'œuf entier, dont l'albumine neutralise les effets du mercure.

On se trouvera très bien de respirer quelques vapeurs d'éther, pour aider les fumées graisseuses à se dissoudre dans les poumons.

De légères inhalations d'ammoniaque faciliteront également cette dissolution des fumigations graisseuses, et, de plus, chose très importante, elles détruiront radicalement les effets pernicieux du mercure, elles supprimeront des névralgies dentaires qui pourraient en être la conséquence.

Les effets altérants de la poudre seront avantageusement combattus par du bon vin de Bordeaux, de Bourgogne, du rhum, de l'eau-de-vie et du sucre. Les corps gras, les pâtés et les inhalations de fumées graisseuses seront une très bonne chose, ainsi que les omelettes brûlées à l'eau-de-vie.

Saturnisme. — Le saturnisme des villes se supprimera complètement par les traitements que nous avons indiqués au sujet du plomb et de ses composés de peinture.

C'est ainsi que nous sommes resté, pendant quinze jours, dans notre maison que l'on remettait en peinture neuve, sans avoir éprouvé le moindre accident.

Miasmes à odeur de corne grillée. — Pendant les époques automnales qui ont été les termes extrêmes de l'épidémie, les enfants du faubourg se ruaient avec rage sur nos pommiers. La douceur, les cadeaux de pommes, les promesses de petites sols à ceux qui seraient sages, rien n'y faisait. Ils préféraient la pomme verte à la pomme mûre.

En beaucoup de circonstances, c'est l'instinct du peuple qui doit nous guider.

La première mesure de précautions consistera à éviter de respirer ce miasme, ainsi que ses acolytes dangereux, vapeurs d'arsenic, de plomb et de mercure. On fera les traitements indiqués au sujet des miasmes d'arsenic, de plomb et de mercure, lorsqu'on aura respiré ces vapeurs.

Pour les miasmes à odeur de corne grillée, on commencera par manger des pommes d'arbres et des confitures ou gelées de pommes.

On boira beaucoup de cidre; c'est le meilleur antidote du miasme à odeur de corne grillée. On boira aussi du bon vin blanc, du vin du Rhin, par exemple.

On boira du lait, de l'eau de Saint-Galmier, pour empêcher les inflammations du foie et des intestins. On mangera des boules de gommes dans le même but et de la gelée de groseilles, parce que cette substance entretient la fraîcheur de la langue.

Le jus de citron est bon, parce qu'il entretient les gencives fraîches et rosées, purifie, approprie l'émail des dents, et donne une grande fraîcheur à la bouche et à l'haleine.

Traitement de la diarrhée. — On empêchera la diarrhée en buvant du vin de quinquina, en mangeant de la gelée de coings. Et surtout, en buvant de temps en temps une petite pincée de poudre de guerre dans un verre d'eau. Nous pensons également qu'il serait bon de prendre un peu de poudre de Dower.

Traitement inhalatoire. — Quand on a respiré un miasme de corne grillée, respirer immédiatement de l'éther, des fumées de SUCRE DE POMME, des fumées ou vapeurs de poudre brûlée. Comme traitement inhalatoire constipant, souffler sur de la poudre de riz et en aspirer fortement le nuage de poussière. Le riz a des propriétés constipantes, et la poudre de riz a, en outre, des propriétés antiphlogistiques.

Jamais, on ne se trouvera mal d'inhaler des vapeurs de goudron bouillant ou d'inhaler des fumées de graisse. M. le professeur Jaccoud a, dans des leçons admirables, démontré que pendant la fièvre typhoïde, le corps entier subissait la dégénérescence graisseuse. Voilà pourquoi le bouillon est le véritable aliment du typhoïdé. Par analogie, nous pensons que l'inhalation graisseuse luttera contre cette dégénérescence graisseuse.

Enfin, le véritable traitement de la langue devra se faire par le nez; parce que ce qui passe par le nez, se sécrète en grande partie dans les follicules, les petites glandes de la bouche et de la langue.

Donc, les inhalations d'éther, les lotions des yeux, du nez, des oreilles avec de l'eau de Saint-Galmier, additionnée d'une idée de jus de citron. Mêmes lotions, mêmes gargarismes avec de l'eau de Vichy, la prendre aussi en boissons pour exciter les sécrétions urinaires.

Les inhalations de poudre de guerre dans les mêmes circonstances.

Toujours et toujours, ne jamais oublier de boire un petit verre de Raspail, de la chartreuse, particulièrement la verte, qui est astringente, et de l'absinthe gommée.

8° MIASMES SIALAGOGUES OU SALIVAIRES PNEUMATOSIQUES ET DIARRHÉIQUES.

Ces miasmes fournissent, comme causes des maladies, la classe la plus dangereuse pour le tube digestif.

En effet, après avoir été respirés, ils agissent sur la sécrétion salivaire qu'ils augmentent, dans de fortes proportions, en dehors des repas. Or, la salive corrode l'estomac quand il est à vide.

Ses propriétés irritantes sont généralement augmentées par la présence de la substance chimique en dissolution dans la salive.

Un miasme sialagogue peut ainsi déterminer, chez une personne, une salivation abondante jour et nuit, pendant deux, trois et quelquefois quatre jours. Généralement, il en résulte une brûlure très vive au côté droit de l'estomac.

Arrivée dans l'intestin, cette considérable quantité de salive, purge, donne de la diarrhée au malade. En même temps, la salive détermine dans l'intestin la formation d'une grande quantité de gaz ; ce que l'on appelle de la pneumatose intestinale. Nul doute que si ces miasmes se répètent fréquemment, ils ne viennent à causer de fortes gastrites, des ulcérations stomacales et intestinales et enfin des dysentéries très fortes.

ÉNUMÉRATION DES MIASMES SIALAGOGUES.

Le musc, lorsqu'on le respire en assez grandes quantités, détermine une salivation abondante. Le traitement, c'est le lait.

Le pyrèthre est un sialagogue. A tort ou à raison, nous attribuons à son essence nos salivations les plus difficiles à réprimer. En ces circonstances, nous n'avons arrêté notre salivation que par hasard, tantôt en prenant du café au lait, tantôt en mangeant des pommes de terre à l'huile condimentées avec du persil; tantôt avec de la confiture de poires, tantôt avec de la pomme d'arbres.

L'arsenic est un sialagogue indiscutable; tout le monde sait qu'il fait écumer les chevaux. La salivation s'arrête franchement par des lotions et gargarismes avec l'eau de Vichy-Saint-Yorre ou d'autres eaux de même nature; par des boissons de la même eau; par des inhalations graisseuses et des repas de corps gras. L'arsenic ainsi neutralisé fortifie le corps humain au lieu de lui nuire. Autrement, il irrite vivement l'estomac et donne une forte pneumatose.

Mercure, calomel et sublimé corrosif, sont évidemment sialagogues et dysentériques. Traitement : lotions et gargarismes avec l'eau de Saint-Galmier. Fumigations de corps gras. Nourriture avec des corps gras. Beaucoup d'œufs crus. Les œufs crus sont très bons aussi contre l'arsenic et tous les corrosifs en général ; ils sont au contraire mauvais pour les émanations de pyrèthre et pour le musc.

L'atropine et les matières belladonées provoquent la salivation au lieu de l'arrêter.

Les émanations sulfureuses font saliver les personnes qui prennent du fer. Nous croyons que les vapeurs de cuivre agissent sur la sécrétion salivaire d'une façon très forte. Inhaler des fumées de sucre, manger du sucre, de la salade, boire de l'orgeat, du kirsch, respirer de l'ammoniaque.

Le lait. — Le lait est un corps antisialagogue contre le musc, l'arsenic et les émanations mercurielles. Mais il laisse les glandes sublinguales ou sous la langue dans un grand état de faiblesse et d'atonie. Aussi ces glandes sublinguales salivent-elles abondamment sous la moindre excitation des miasmes sialagogues. Tout le monde sait que les enfants à la mamelle ont une grande tendance à baver. Chez eux, cette tendance à baver est due à l'effort pneumatique de la succion. Comme le lait est très bon pour la poitrine, nous étions un grand amateur de lait. Depuis que nous avons reconnu les immenses avantages des inhalations de fumées graisseuses, nous avons abandonné le lait, et nous reconnaissons que depuis cette époque, nous sommes beaucoup moins sujet à la salivation.

Précautions à prendre en cas de salivations excessives. — On ne doit jamais, ou du moins, le moins possible, avaler cette salive excessive. Il vaut mieux la cracher avec patience pendant un, deux et trois jours. Et pour se garantir de la quantité que les mouvements spasmodiques de la langue forcent d'avaler, on doit toujours manger de temps à autre quelques bouchées de pain avec du fromage blanc de chèvre ou du beurre. Avaler du sirop de gomme de temps en temps, pour répandre sur l'estomac une couche adoucissante et préservatrice des inflammations. Boire de l'eau de Saint-Galmier et du lait. Le lait en ces circonstances est toujours bon. C'est l'habitude d'en prendre qui prédispose à l'atonie des glandes qui se trouvent sous le filet de la langue.

9° MIASMES INODORES.

Il y a évidemment des vapeurs de substances chimiques inodores.

Miasme du nasonnement. — Il arrive quelquefois qu'à un moment donné, on a la voix nette et claire ; puis subitement, on vient à parler du nez, sans cause nasale aucune.

MIASME DE PLEURNICHEMENT.

A certains moments, on se sent envahir le nez et les yeux par une sorte de lacrymoiement qui vous donne l'air d'avoir envie de pleurer. Cette situation s'est présentée quelquefois dans notre organisme. Or, un jour que, sans cause aucune, ayant plutôt des idées gaies, nous venions d'être mis en cet état, un miasme de vapeurs d'arsenic a fait totalement disparaître les effets du miasme de pleurnichement.

MIASME D'ENCHIFRÈNEMENT, D'ENRHUMEMENT DES YEUX, DU NEZ ET DE LA POITRINE.

A certains moments, on se sent envahir les yeux, le nez, les bronches par une sorte d'humidité inflammatoire qui annonce le commencement d'un rhume. Une bonne tasse de café, mêlé d'eau-de-vie, enraye complètement ces symptômes.

Cet enchifrènement serait-il produit par des vapeurs insensibles de phosphore? Nous n'en sommes pas sûr. Cependant, une fois, nous avions acheté, de contrebande, deux paquets d'allumettes à phosphore blanc. Elles étaient excessivement bonnes, mais les émanations de ces allumettes déterminèrent chez nous les symptômes d'enchifrènement énumérés plus haut. Plusieurs personnes qui avaient acheté de ces allumettes se trouvaient enrhumées.

Pour notre compte, nous fîmes passer ce rhume phosphoré en éloignant, de notre respiration journalière, ces deux paquets d'allumettes, et en respirant des vapeurs de café jeté en poudre sur des charbons ardents.

MIASMES ÉROTIQUES OU IRRITANTS DE LA VESSIE.

Sont-ce des poivres que l'on jette dans le feu ; sont-ce des substances où il y aurait de la cantharide? Nous n'en savons rien. Il est de fait que, quelquefois, on se trouve pris d'érections qui n'ont aucune cause. Elles coïncident du reste avec une envie d'uriner. Cette première urine laisse à la vessie et aux parties génitales une irritation excessive. Cependant, si on a la patience d'uriner ensuite goutte à goutte, pendant quelques minutes, les gouttes brûlantes s'en vont, et font place à des gouttes d'urine ordinaires. C'était une fausse irritation génitale; car c'était une irritation vésicale. On fera bien, en ces circonstances, de faire une inhalation d'éther et de poudre de riz. Nous avons en effet découvert à la poudre de riz la propriété d'empêcher par inhalations les pertes séminales nocturnes. Nous croyons, au contraire, que la salade de laitue aurait de la tendance à provoquer ces pertes, ainsi que des sueurs nocturnes. Pour revenir à nos miasmes érotiques, nous dirons que les inhalations d'éther, de poudre de riz et quelques boules de gomme font disparaître bien vite ces sensations trompeuses.

10° MIASMES DES MAUX DES YEUX, DES OREILLES ET DES DENTS.

Les maux des yeux, des oreilles et des dents sont dus aux miasmes inflammatoires et névralgiques. Le traitement consistera donc à se laver fréquemment les yeux, le nez, les oreilles et se gargariser la gorge avec les liquides indiqués pour chacun de ces miasmes inflammatoires et névralgiques, ou pour leur assemblage nuisible.

Tout le monde sait que du lait de femme injecté dans l'oreille, fait passer de très fortes douleurs d'oreilles. Or, le lait est l'antidote de l'arsenic et du mercure. Cette coïncidence est une preuve à l'appui de notre thèse.

ÉTUDE SUR LES MAUX DE DENTS, PROCESSUS DES NÉVRALGIES DENTAIRES.

Les névralgies dentaires proviennent d'un ensemble de névralgies de l'œil, du nez et de la voûte du palais, du tuyau de l'oreille externe, de la trompe d'Eustache ou tuyau de l'oreille interne dite caisse du tympan, et de la caisse du tympan ; d'un même côté de la figure.

Si la douleur se concentre sur une dent cariée, on aurait grand tort de se figurer que les soins, qui doivent supprimer le mal de cette dent, doivent se concentrer sur elle. Il n'en est absolument rien.

La seule chose qu'on ait à faire à cette dent, c'est de la boucher avec un bouchon d'ouate, pour empêcher l'air et la langue d'agacer la dent cariée. En effet, moins on touche une dent cariée, et moins on en provoque la névralgie.

Il est complètement inutile et même contraire de mâchonner sur sa dent, de la comprimer avec les doigts, de se comprimer la figure. Toujours, après ces procédés, la douleur redouble.

On doit au contraire ne manger que du côté opposé à la dent malade. Si on a un bistouri et qu'on puisse se faire saigner la gencive par de légères incisions au niveau de la dent qui souffre, voilà la seule chose qui puisse faire du bien. Encore faudra-t-il bien envelopper la lame du bistouri jusqu'à la pointe, avec du papier ou un mouchoir pour ne pas se couper les lèvres.

PROCESSUS, ITINÉRAIRE D'UN MIASME CAUSAL DES NÉVRALGIES DENTAIRES.

Un miasme gazeux, qui cause les névralgies dentaires cause en même temps et plus spécialement une névralgie simultanée de l'œil, du nez, de l'oreille et de la face du même côté.

Rencontrant l'œil, il se dissout dans les humeurs de l'œil et irrite tous les nerfs de cet organe. Par l'œil il irrite le nerf des dents du haut de la bouche ou nerf dentaire supérieur.

Elimination hors l'œil. Le miasme chimique, qui a pénétré dans l'œil, s'élimine dans la joue, par l'angle que fait le nez avec l'œil. C'est ce qui fait que, lorsqu'on a une fluxion, on a toujours une languette de fluxion qui tord l'œil, et qui remonte jusqu'à lui, en le défigurant et le fermant à demi.

PÉNÉTRATION DANS LE NEZ.

Le miasme dentaire, en pénétrant par le nez, cause une forte névralgie des branches nerveuses antérieures et postérieures du nerf nasal, dont les ramifications sont répandues dans les cornets de la voûte du nez. Un mal de dent réside bien plus dans la voûte du nez que dans la dent elle-même.

Un mal de dent, c'est plutôt une névralgie naso-palatine ; c'est-à-dire névralgie localisée dans le nez et la voûte du palais.

Elimination. — Le miasme chimique qui a pénétré dans le sang et les humeurs du nez et de la voûte du palais s'élimine par la joue. Il rejoint ainsi dans la joue le miasme venu de l'œil, et, par la joue, la fluxion se disperse en se répandant vers les parties inférieures de la joue et vers le cou.

Une partie de ce miasme se localise dans une dent, en ronge les parties vitales, et détermine ainsi ce qu'on appelle le phénomène de la dent sensible au moindre chaud ou au moindre froid. Un beau jour, la dent se brise ; elle est déjà creuse comme le tronc d'un vieil arbre.

Une autre partie du miasme s'élimine par l'orifice des amygdales, en répandant dans la bouche un goût affreux de fromage pourri. Ce goût est produit par de petites mucosités d'un blanc verdâtre. C'est également par l'amygdale que s'élimine le miasme dentaire névralgique qui a pénétré jusqu'au tympan par le pavillon de l'oreille, et jusqu'à la caisse du tympan, par le nez et le conduit de la trompe d'Eustache.

Nature des amygdales. — L'amygdale est donc, pour nous, une sorte de rein et de vessie des os et muqueuses du nez, des os et muqueuses de la mâchoire supérieure et inférieure, des os et muqueuses de l'oreille. Elle est du reste placée au centre de ces situations anatomiques. Les produits blanchâtres puriformes et granulés en sont la principale excrétion.

Il est naturel que, dans un mal de dent, on ait une névralgie du nerf auditif ou de l'oreille, une névralgie de la face et des tempes par suite du voisinage du nerf facial; et une névralgie dans le cou et la poitrine, par suite du voisinage également des nerfs phrénique et pneumogastrique.

Il est rare qu'une partie d'un miasme névralgique dentaire aille se localiser dans une dent de la mâchoire inférieure.

Il descend facilement dans une dent de la mâchoire supérieure, mais il monterait difficilement dans une dent de la mâchoire inférieure.

Caries salivaires. — Les caries dentaires de la mâchoire inférieure appartiennent plutôt, soit aux brisures des dents, soit à la nécrobiose, à la mortification des dents, par une salivation arsenicale ou mercurielle ; soit à des substances alimentaires capables de faire briser les dents, telles que les clous de girofle, avec lesquels on condimente beaucoup de substances alimentaires.

Les névralgies de cette sorte appartiennent donc plutôt aux névralgies par aliments irritants, et leur douleur passe vite, sitôt que la dent est bouchée avec un bouchon d'ouate; après s'être lavé la bouche avec les eaux de Saint-Galmier et de Vichy-Saint-Yorre, et curé la dent malade.

CAUSES MIASMATIQUES DES NÉVRALGIES DENTAIRES, PAR ABSORPTION OCULAIRE, AURICULAIRE ET NASALE.

Ce sont : 1° le phosphore, l'acide sulfureux, le phospho-chlorure de potassium ; les allumettes de tous genres.

Traitement. — Inhalations d'essence de térébenthine et de fumées de corps gras ou de sucre. Lotions, gargarismes, injections des yeux, nez, oreilles, larynx avec eau de Saint-Galmier.

2° *Phosphore.* — Acide sulfureux, vapeurs ou traitement au mercure, calomel ou sublimé corrosif...

Même traitement, en y ajoutant des inhalations de vapeurs d'ammoniaque.

3° Vapeurs de mercure, calomel, sublimé corrosif et vapeurs de chlore... Même traitement. L'ammoniaque devient ici de la plus haute utilité.

Les composés phosphorés, surtout lorsqu'ils se rencontrent avec des miasmes mercuriels ou avec un traitement mercuriel dans l'organisme, donnent huit fois sur dix des maux de dents avec abcès.

Quand on prévoit dans une réunion que l'on sera obligé de respirer les vapeurs d'une grande quantité d'allumettes, on fera bien de humer des prises de tabac camphré qui neutraliseront les vapeurs de phosphore et de soufre ou acide sulfureux.

On fait bien de fumer, parce que la fumée de tabac neutralise aussi les effets corrosifs et inflammatoires des allumettes.

4° *Arsenic.* — Arsenic et vapeurs de café qui grille.

Traitement. — Inhalations de fumées graisseuses ou sucrées, prises de tabac à priser ; lotions des yeux, nez et oreilles, gargarismes, avec eau de Vichy-Saint-Yorre. Fumée de tabac.

La prise de tabac et la fumée de tabac sont très bonnes contre les migraines par la vapeur de café qui grille, ou par l'arsenic.

5° *Acide phosphorique.* — Acide sulfureux. Arsenic. Vapeurs de café qui grille. Composés mercuriels.

Cet assemblage de miasmes chimiques forme un composé excessivement névralgique et cependant très possible.

Traitement. — Inhalations d'essence de térébenthine, d'éther, de fumées graisseuses et sucrées et d'ammoniaque.

Alternativement. Lotions des yeux et nez, gargarismes de la gorge, injections de l'oreille avec eau de Saint-Galmier et eau de Vichy-Saint-Yorre. Pastilles au chlorate de potasse.

6° *Essence ou vapeur de céleri. Traitement.* — Inhalation de poudre de riz, de musc et de camphre. Lotions, injections, gargarismes avec eau de Saint-Galmier.

7° *Coquilles d'œufs brûlés.* — Quand on a pris du fer.

Traitement. — Lotions et gargarismes avec eau de Saint-Galmier. Inhalations d'éther et fumées graisseuses.

Tels sont les sept assemblages de miasmes qui peuvent causer, par leur inhalation, des névralgies dentaires très vives.

MAUX DE DENTS PAR SALIVATION MERCURIELLE OU ARSENICALE.

Traitement. — Pastilles au chlorate de potasse.

Lotions de la bouche avec eau de Saint-Galmier pour la salivation mercurielle ; avec eau de Vichy pour la salivation arsenicale.

Accidents par les aliments. — 1° Clou de girofle brise les dents ; supprimer le clou de girofle des condiments alimentaires.

2° *Sel.* — Éviter le sel quand on a pris du mercure ou du calomel.

3° *Macarons et frangipane.* — Quand on a pris du mercure, il est dangereux de manger des pâtes amandées, telles que le macaron et la frangipane. Nous avons eu deux dents qui, à des époques diverses, se sont brisées comme du verre : la première, en mangeant des macarons ; la seconde, en mangeant de la frangipane. Nous étions sous le coup d'intoxication par miasmes de vapeurs mercurielles.

4° *Substances acides ; fruits acides.* — L'eau de Saint-Galmier et l'eau de Vichy, les pastilles au chlorate de potasse annihilent bien vite l'acidité de la bouche et suppriment le mal de dent avec sa cause. Obturer avant de manger avec ouate le trou de la dent.

5° *Substances oléagineuses.* — Un jour, nous avions mal aux dents pour avoir mangé des noix fraîches. A notre dessert, le hasard nous fit prendre des prunes à l'eau-de-vie. Le mal de dent cessa comme par enchantement.

Maintes fois, nous nous sommes supprimé des maux de dents en nous introduisant dans le nez quelques gouttes de la liqueur de Raspail.

Quand on a, avec le mal aux dents, une forte névralgie de la face, on fera bien, si le mal dure un peu trop, de s'huiler la figure avec du baume tranquille.

Une ou deux fois, nous avons arrêté une névralgie dentaire en humant une ou deux gouttes de baume tranquille, soit seule, soit avec du tabac à priser.

Règle générale. — On devra toujours se rappeler que la névralgie dentaire est bien moins une névralgie dentaire qu'une névralgie nasale jointe à deux névralgies de l'œil et de l'oreille. Rien n'est plus simple que de se pratiquer une lotion de l'œil ou un bain de l'œil. Pour l'oreille, on pourra s'y verser l'eau de Saint-Galmier ou de Vichy à même la bouteille ou avec le creux de la main. On prendra ainsi son bain d'oreille pendant deux et trois minutes. L'eau en sort toute brûlante.

Reste le nez. — Le plus fort de la névralgie réside dans la voûte du nez et dans la partie postérieure des cornets du nez, région occupée par le nerf nasal postérieur ou sphéno-palatin. Nous avons remarqué que les fumigations graisseuses l'emportaient en rapidité sur les lotions qui n'atteignaient que le plancher du nez. Cela étant compris, quand on voudra triompher rapidement de sa névralgie, on devra se boucher le nez dès qu'on aura aspiré l'eau minérale.

Puis, on s'étendra sur son lit, en se mettant la tête en bas, de façon que l'eau introduite dans les fosses nasales aille baigner la voûte du nez pendant un certain temps. Dès que l'eau minérale agira sur ces régions, on sentira un bien-être inexprimable; on sentira une fraîcheur indiquant que l'on touche à l'endroit de sa souffrance. Quand on rejette l'eau minérale, elle est toute brûlante.

Quand les névralgies seront fortes, on fera bien d'ajouter aux eaux minérales un peu de bicarbonate de magnésie à l'eau de Saint-Galmier, et un peu de bicarbonate de soude à l'eau de Vichy.

Étant donné que l'on connaît les différentes causes des maux de dents et les différents moyens d'annihiler ces causes, il est presque impossible d'avoir mal aux dents, parce qu'on le supprime avant qu'il ne soit venu. Tandis que, dans les mêmes conditions, vous verrez de malheureuses personnes avoir mal aux dents pendant quinze jours, et être obligées, en plus, de se faire arracher leur dent.

C'est analogue à l'histoire des personnes qui prennent de la tisane avant d'être enrhumées.

PRÉCAUTIONS ANTIMIASMATIQUES PRISES, SOIT RATIONNELLEMENT, SOIT INSTINCTIVEMENT, A TOUS LES AGES ET PAR TOUS LES PEUPLES.

On aurait pu deviner l'invention du paratonnerre rien qu'à la vue des précautions miasmifuges prises par les sauvages. Pour neutraliser les miasmes, les sauvages se mettent des anneaux d'or au nez, aux joues, aux oreilles et au cou.

Louis XI se mettait, lui, des images de saints tout autour de son chapeau.

Les orientaux ont des habits tout cousus d'or et se couvrent de pierreries, de perles et de diamants. Les femmes orientales s'ensevelissent dans des draperies, des cagoules, et ne se réservent que ce qu'il faut pour voir devant elles lorsqu'elles sortent.

Dans les pays civilisés, les dames se couvrent de parures d'or.

Les costumes officiels sont chargés de broderies. Sur les champs de batailles, les officiers avaient autrefois la coutume de se protéger contre les vapeurs de fulminate de mercure des capsules, en se couvrant d'épaulettes en or, de hausse-cols dorés et d'ornementations dorées.

Dans l'ancien temps, on s'est mis des montagnes de poudre de riz dans des montagnes de cheveux. Les dames ont été jusqu'à se mettre des masques de velours qu'elles remplacent aujourd'hui par des voiles, des voilettes et des masques de fard.

Enfin, on s'est mis sur le nez des lunettes ou des lorgnons gigantesques. C'est, du reste, une bonne mesure de précaution que de toujours avoir un lorgnon sur soi. Quand on rencontre un miasme, on se couvre les yeux de son lorgnon pour quelques instants.

Dans les processions, les jeunes filles se couvrent de longs voiles. Les pénitents ont été jusqu'à se mettre des cagoules comme les femmes orientales. On multiplie dans la main des enfants les oriflammes garnis d'étoiles métalliques en papier d'or, d'argent et de cuivre.

Les cirques ne font jamais leurs défilés équestres sans se couvrir de clinquant métallique, en or et en argent; leurs chars sont tout dorés et hauts d'un ou deux étages.

Dans les enterrements et les défilés officiels, on se couvre de tout ce que l'on peut avoir en fait de parures métalliques.

INTÉRIEURS DOMICILIAIRES.

Les orientaux ont leurs maisons, leurs palais tout garnis d'or et de verrerie. Ce goût pour le verre existe aussi chez les sauvages.

Dans les pays européens, les demeures des rois, telles que le Louvre, sont entourées de grilles de fer garnies d'or. Tout est en or ou en argent dans les lambris et les effets de table, les fauteuils et les vaisselles, et ce besoin aujourd'hui se fait sentir dans toutes les classes de la société. Partout l'orfèvrerie prend une extension, du reste, parfaitement justifiée.

La peinture et la tapisserie remplacent chez nous les lambris dorés et les murs tapissés de verroteries des orientaux.

PARFUMS ET FLEURS.

Les orientaux vivent au milieu des parfums et des fleurs.

Les dames des pays civilisés ne sortent jamais

sans avoir leur flacon d'odeurs ou sans avoir des parfums dans leurs cheveux ou leurs mouchoirs.

Dans les processions, les prêtres protègent leurs fidèles contre les miasmes en les faisant passer sous des arceaux de fleurs. Ils marchent sur un sol jonché de fleurs, dans des rues tapissées de draps parfumés et couverts de fleurs. Ils font tamiser l'air en faisant projeter dans l'air des monceaux de pétales de roses et autres fleurs. Ils s'entourent de parures métalliques par l'intermédiaire des soldats, de leurs fusils et de leurs musiques. Ils dévient les courants d'air miasmatique au moyen de torches enflammées et de châsses de saints, dorées, élevées au-dessus des têtes des fidèles. Enfin, comme les orientaux, ils font répandre de l'encens dans l'air au moyen des encensoirs.

Dans les défilés d'enterrements, on se protège par des monceaux de fleurs et de couronnes.

Tous ces usages sont excellents, et nous sommes d'avis que jamais on ne donnera trop d'impulsion, soit à la parfumerie, soit aux fleurs, soit à l'orfèvrerie dans les habits et les maisons. C'est de la métallothérapie externe. Mais tous ces usages doivent être consacrés et dirigés par la science des miasmes, par l'art de les éviter et par celui de protéger l'appareil pulmonaire. La métallothérapie externe dévie, ou du moins a l'intention de dévier le miasme loin de l'orifice nasal, orifice de la respiration, comme un paratonnerre dévie l'orage. Mais cette déviation est généralement insuffisante. Il y avait une lacune à combler, et nous espérons, par le miasmifuge et la thérapeutique miasmifuge, offrir à nos lecteurs le moyen de combler cette lacune.

Nous pensons bon d'insérer ici que nous n'avons puisé, à ce sujet, de renseignements nulle part. Il se peut que toutes ces pratiques ne soient nullement provoquées par d'autres causes que par ce goût du beau qui est inné dans la nature humaine. Seulement, comme le goût du beau a pour effet de perfectionner la nature humaine, comme l'hygiène a aussi pour effet de perfectionner notre nature en éloignant les causes qui compriment son essor et lui nuisent, nous constatons que, quel que soit le chemin, les hommes sont arrivés au même but : la perfection de l'être humain.

THÉRAPEUTIQUE CORPORO-VITALISTE.

A la thérapeutique miasmifuge, il est des plus essentiel d'en ajouter une autre, la thérapeutique corporo-vitaliste.

Qu'entendons-nous par corporo-vitalisme?

Nous entendons, par corporo-vitalisme, l'association de deux forces: la force vitale ou âme, et la force matérielle ou corps; absolument comme nous entendons par eau l'association de deux forces : l'une, force hydrogène, et l'autre, force oxygène.

La force corporo-vitalique se trouve dans le liquide séminal de l'homme, dans les œufs fécondés et enfin dans tout animal, tout être vivant. Les poissons vivants qu'absorbent les baleines transmettent à ces animaux immenses la force de vitalité qu'elles possèdent; parce qu'en les absorbant vivants, elles absorbent les deux forces réunies et se les assimilent. L'animal mort transmet moins de force vitale que l'animal vivant, et l'animal cuit transmet moins de force que l'animal pantelant que dévore le lion, parce que la force vitale est disparue. Il ne reste plus dans l'animal cuit que des restes de végétation organique. Lorsque cette force de végétation organique est détruite, il ne reste plus que la pourriture de l'animal; la force vitale est complètement partie. Seule la matière chimique, la force chimique reste. Elle est incapable de suffire à la vitalité de l'être, de l'animal. Nous voyons donc que la force chimique est insuffisante par elle-même pour entretenir les rouages des êtres, des animaux. Il faut, pour nous nourrir, que la chair soit encore douée de la force d'organisation. La chair pantelante est plus nourrissante que la chair cuite; et la chair vivante, par l'absorption de l'animal vivant, est tout ce qu'il y a de plus nourrissant. Rien n'est plus vivifiant, pour une baleine, que les nombreux petits poissons qu'elle avale; rien n'est plus vivifiant pour l'homme que d'avaler des huîtres, ou d'autres petits mollusques pleins d'existence et de vie.

Liquide séminal. — Les plus petits des êtres doués de force corporo-vitalique se trouvent dans la liqueur séminale. Ce n'est qu'avec un véritable respect scientifique et même humain que l'on doit parler de ce liquide. En effet, depuis la magnifique découverte de Louis Hamm, l'homme le plus dépourvu d'imagination est forcé de convenir que l'homme contient, dans sa liqueur procréatrice, une véritable constellation de bébés, de ces bébés blancs et roses, que la femme présente aux baisers de son mari, neuf mois après avoir reçu dans son sein un petit spermatozoïde. Il ne faut que neuf mois pour que cet embryon microscopique (étincelle de vie et d'amour), large de trois millièmes de millimètre et long de quinze millièmes de millimètre, devienne long de 50 centimètres et pèse trois kilos et davantage. Les graines, il est vrai, que l'on jette dans le sein de la terre, nous réservent bien d'aussi fortes, sinon, de plus fortes surprises encore.

Ces embryons possèdent donc une force matérielle réunie à une force vitale qui constitue la force corporo-vitalique. Cette force est antagoniste du miasme chimique qui a pour but de détruire, soit une certaine quantité de force vitale, soit même la vie entière chez l'animal. L'homme qui possède en lui-même cette réserve de forces corporo-vitaliques est plus fort contre les miasmes, les poisons chimiques que l'enfant et la femme. Cette observation dérive d'une expérience de tous les jours. Et progressivement la femme enceinte possède une certaine vertu contre les causes de maladies. La femme, qui chaque jour se nourrit abondamment d'amours, possède autant de vertu, de force de résistance contre les miasmes, les causes de phtisie, de consomption, que l'homme tempérant.

Donc la tempérance est une panacée pour l'homme malade, et l'amour est la panacée de la femme.

Puisque les germes sont des réserves de forces corporo-vitaliques, il ne faut pas s'étonner que les graines donnent, aux oiseaux et aux animaux, une force de vitalisme qui fait que les animaux résistent aux maladies qui abattent les hommes. Il ne faut pas s'étonner que la bière soit une si bonne boisson, c'est qu'elle est faite avec des germes de graines.

Pour faire provision de forces corporo-vitaliques, l'un et l'autre sexe, l'homme, la femme et les enfants, doivent chercher la panacée du vitalisme dans les œufs de toute sortes : œufs d'oiseaux et œufs de poissons ; seulement pour que la force corporo-vitalique soit absorbée, assimilée dans toute sa vertu, il ne faut pas que les œufs soient cuits, il faut les absorber crus. Cuit, un embryon ne conserve qu'un reste de force végéto-organique.

Cru, il possède la réunion de la force âme et de la force corps. Il possède donc éminemment le pouvoir d'animer, de revivifier l'être humain. Voilà pourquoi les lavements d'œufs font tant de bien à ceux dont on relève ainsi les forces, alors que l'estomac irrité refuse toute nourriture. C'est une véritable transfusion. Depuis des siècles, il est reconnu que les œufs sur le plat constituent le repas favori, le déjeuner du médecin; mais rien ne vaut l'œuf cru. L'œuf cru est une véritable panacée contre les miasmes chimiques, contre les phtisies de toute nature.

Les coquillages crus sont des panacées. Les huîtres sont des panacées, parce qu'on peut les absorber vivantes. Et rien n'est meilleur que ces petites huîtres qui sont à peine larges comme le pouce, parce qu'alors on peut en avaler une cinquantaine et davantage.

Par analogie, nous pensons que les poissons de friture tels que les goujons, quand ils sont tout petits, tout petits, seraient très bons à être avalés vivants avec un peu de papaïne ou d'autre substance capable d'en faire digérer facilement la surface corporelle.

Donc les œufs sous toutes leurs formes, pris crus, l'ovothérapie ou caviarthérapie, la molluscothérapie ou vivo-thérapie doivent désormais fournir à la thérapeutique miasmifuge et à la médecine, la meilleure de toutes les panacées : la thérapeutique corporo-vitalique.

PHTISIES CUTANÉE ET INTESTINALE.

La substance chimique produit encore chez les

deux sexes deux genres de phtisie : la phtisie cutanée et la phtisie intestinale.

Phtisie cutanée. — Un courant d'air chargé de miasmes chimiques, lorsqu'il vient à passer sur un séchoir garni de linges mouillés, s'y purifie évidemment comme un liquide qui passe à travers les mailles d'un filtre. Et ces miasmes, alors mordancés sur le linge, peuvent devenir l'origine de démangeaisons, de maladies de peau, de douleurs névralgiques, par suite d'inversion des courants du magnétisme normal, de pleurésies même, lorsque le linge de corps vient à être humecté par la sueur.

Les linges de corps garnis de couleurs chimiques malsaines, ou les doublures de vêtements, coloriées avec des substances dangereuses, peuvent aussi être une source de douleurs, d'éruptions, peut-être même la cause du cancer des seins chez les femmes, dont les bras plongent à nu dans la doublure des robes.

Remède. — Supprimer les couleurs et les doublures des vêtements de corps. Douches simples. Douches combinées aux sudorifications pour débarrasser les pores de la peau. Enfin, lorsqu'on a une mauvaise santé, ne se servir, en fait de linge de corps, que de linge séché à l'étuve, afin d'éviter les miasmes de l'air. Mêmes soins pour les linges de blessés, en cas de pourriture d'hôpital.

C'est ici le triomphe de la métallothérapie cutanée des plaques métalliques, parce qu'elles suppriment beaucoup de douleurs, en supprimant le contact entre le vêtement et la peau. Les corps isolants tels que la flanelle, pourvu qu'elle soit pure, les emplâtres de résine rendent en ces circonstances de très bons services. Ils isolent ainsi la peau d'une chemise contaminée par un miasme. Ils l'isolent ainsi des doublures et habits ou robes teints avec des couleurs malsaines qui déteignent sur la chemise et sont absorbées par la peau.

Les substances résineuses possèdent, en outre, l'avantage de déterminer sur la peau des courants électriques sains au corps.

PHTISIE INTESTINALE,

La phtisie intestinale peut être causée par des miasmes chimiques venus à la salive par le poumon ou la peau et ingérés dans l'estomac par elle. Un autre genre de phtisie est à craindre pour l'avenir, c'est l'intoxication de la substance alimentaire végétale par des fumiers ou engrais humains contaminés chimiquement. Que de substances chimiques ne jette-t-on pas dans les fosses d'aisances de toutes façons ; soit comme rejet de médicaments absorbés, soit comme débarras d'âcretés médicamenteuses inutiles. Ce n'est que par des prédications médicales intenses que l'on arrivera, si jamais cela peut se faire, à ce qu'il y ait dans toutes les maisons deux genres de fosses d'aisances. Il y aurait une fosse d'aisances pour les personnes saines. Une autre pour les personnes qui subiraient un traitement quelconque ou qui auraient à se débarrasser d'âcretés chimiques.

La fosse aux vidanges chimifiées serait alors vidée dans la mer.

La fosse aux vidanges naturelles serait conservée pour l'agriculture.

Bourriers. — Les bourriers servent à composer beaucoup de fumiers. Or ils contiennent quantités de poussières des cachets de bouteilles. Ils contiennent beaucoup de matières métalliques coloriées qui enveloppent des substances alimentaires ou constituent des bouchons, des étiquettes. Ils contiennent beaucoup d'âcretés médicamenteuses.

Il est urgent, comme l'a du reste recommandé M. le préfet Poubelle, d'avoir deux sortes de caisses à bourriers. Dans les bourriers qui ne serviraient jamais à l'agriculture, on se débarrasserait des âcretés médicamenteuses et métalliques.

Tout le monde a encore à la pensée les terribles accidents qui peuvent être produits, même par des fraises.

Règle générale pour les aliments. — On ne doit avaler que ce qui a un bon goût, un goût franc dans les aliments que l'on prend chaque jour.

Si on a des inflammations de l'estomac, on les combattra avantageusement par l'eau de Saint-Galmier, la tisane de boules de gommes bien lavées, pour les débarrasser des acidités apportées par le maniement de cette substance.

Dans le cas d'aigreurs bilieuses, prendre de l'eau de Vichy et des fromages blancs non acides. Il n'y a rien de meilleur pour les inflammations de l'estomac, ni de plus doux que la crème de meringues. Le raspail est très stomachique.

PHTISIE RECTO-VAGINALE.

Un quatrième genre de phtisie n'existant que chez la femme, c'est la phtisie recto-vaginale. Les gaz intestinaux, contenant des substances chimiques, telles que phosphore, arsenic, mercure, etc..., mêlés aux substances intestinales, par voie de traitement médical, ou par voie miasmatique, peuvent causer aux voies génitales des affections analogues à celles des voies pulmonaires et stomacales. Cela prouve tout simplement l'identité de la cause. Les voies génitales de la femme possèdent à la fois les propriétés pathologiques des voies pulmonaires et stomacales. C'est ainsi que dans les voies génitales on trouve des catarrhes aigus, des catarrhes chroniques, des érosions, ulcérations, granulations et polypes, tout comme dans le larynx et dans le nez; des indurations et cancers, tout comme dans l'estomac. Nul doute pour nous que les gaz intestinaux, imprégnés d'émanations chimiques, ne soient la cause de la majeure partie de ces affections. Il est évident que des spasmes trop violents dans l'accomplissement du devoir conjugal peuvent déterminer, sur ces organes délicats, des lésions, des ruptures de tissus analogues à celles des dépressions atmosphériques rapides sur les poumons des ouvriers au scaphandre. L'analogie avec le poumon reste toujours, et les gaz intestinaux sont là pour irriter ces lésions.

Remède. — Modération et douceur dans l'accomplissement du devoir conjugal chez les personnes prédisposées à ces indispositions. Traitement des gaz imprégnés de mercure par des lotions internes d'eau de Saint-Galmier. Traitement des gaz imprégnés de phosphore par des fumigations d'essence de thérébenthine et des lotions d'eau de Saint-Galmier. Traitement des gaz imprégnés d'arsenic par des lotions internes d'eau de Vichy. Traitement des gaz imprégnés de saturnisme par de l'eau sulfureuse. Les lotions avec un peu de jus de citron dans l'eau donneront également de la fraîcheur aux voies génitales.

Et de même les lotions avec de l'eau de menthe ou au chlorate de potasse.

En général, toutes les inflammations des voies génitales des deux sexes pourront être combattues, avantageusement, par des lotions d'eau de Saint-Galmier, soit seule, soit additionnée de bicarbonate de magnésie.

Ou bien encore par des insufflations de poudre de riz. Et si cela ne se peut, comme par exemple chez l'homme, par des lotions d'eau dans laquelle on aura délayé un peu de poudre de riz.

Les catarrhes chroniques pourront être traités par des fumées de goudron bouillant dans une casserole ou par des lotions internes d'eau de goudron.

Les poudres de quinquina et de charbon seront excellentes en insufflations ou en lotions temporaires.

Bretelle interfémorale. — Nous proposerons, pour garantir les voies génitales de la femme, un appareil de notre invention; la bretelle interfémorale, qui embrasserait les lèvres du vagin dans un réseau élastique, comme un suspensoir. Cette bretelle maintiendrait hermétiquement fermées les grandes lèvres, elle les raffermirait et empêcherait ainsi l'absorption des gaz intestinaux par les lèvres entr'ouvertes.

En résumé, les miasmes chimiques peuvent provoquer chez les deux sexes trois genres de phtisies ou de consomptions de l'organisme :

Phtisie pulmonaire, phtisie cutanée et phtisie intestinale, et un quatrième genre de consomption chez la femme, phtisie vaginale.

ANÉMIE.

L'anémie s'explique de deux manières. Elle peut s'expliquer par sa cause, et tirer son étymologie de ανεμον, vent, malaria. Elle peut s'expliquer, par l'effet, et tirer son étymologie de αν privatif, et αιμα, sang ; appauvrissement du sang. Les deux façons d'expliquer l'anémie rendent bien compte, et de la cause, et de la lésion la plus remarquable produite par cette cause.

Plusieurs circonstances nous donnent à penser que les miasmes phosphorés prédisposent aux hémorrhagies nasales.

Les miasmes de vapeurs mercurielles déterminent un bruit de souffle dans le cou et les oreilles.

Les miasmes ou vapeurs de suie créosotée et de créosote déterminent de l'insensibilité immédiate dans les orteils. Il semble en marchant que le bout des pieds, comme on dit, soit mort. En général, les miasmes chimiques enlèvent au sang une portion de son oxygène. Il en résulte des dépôts grisâtres, jaunes et rouges d'acide urique dans les urines. Les vapeurs de peinture tiennent le premier rang, et provoquent, dans les urines, une sédimentation rouge abondante.

Jointes aux vapeurs d'amendes amères ou d'oignon, elles provoquent des urines rapidement ammoniacales, et fortement abuminuriques. Les vapeurs saturnines tuent l'enfant dans le sein de sa mère. Les vapeurs d'oignon peuvent faire suer des pieds.

Ce sont d'excellentes preuves du passage des miasmes dans le sang.

EXPLICATION RATIONNELLE DE L'USAGE DES ÉLECTUAIRES ET PANACÉES.

Le monde entier peut être comparé à une immense pharmacie que nous appellerons pharmacie planétique (c'est-à-dire représentant tous les produits chimiques de la terre) dans laquelle les substances de toute nature sont harmonisées pour la vie de l'homme avec la santé. Les climats peuvent être comparés à des pharmacies incomplètes, que nous appellerons pharmacies climatériques, dans lesquelles la vie s'y accommode; mais la santé laisse à désirer. La santé ne trouve pas, dans les substances climatériques réunies, un ensemble aussi harmonique, aussi complet, aussi persistant d'émanations fauniques et telluriques, que dans la pharmacie planétique. Dans les climats ou pharmacies climatériques, certaines émanations ne trouvent pas l'émanation correspondante pour les neutraliser. Telle est l'origine de la maladie.

Électuaires. — Alors on a imaginé de faire des médicaments, les électuaires, qui seraient composés d'un assemblage de toutes les substances médicamenteuses, moins les nuisibles, que l'on peut trouver à la surface du globe. De par l'absorption de ces médicaments électuaires, il se ferait dans le corps humain une harmonie d'où renaîtrait la santé. Ou bien encore la cause de la maladie pourrait y trouver son principe neutralisant. La pilule représente alors l'image du globe et de ses substances. Voilà pour les électuaires.

Panacées. — Les panacées peuvent être comprises d'une autre façon.

Il y a des substances qui, vis-à-vis de certains corps, jouent le rôle de neutralisants basiques ; vis-à-vis d'autres corps chimiques, ils jouent le rôle de neutralisants acides. Ces corps sont donc bons à tout. L'eau, le sucre, le camphre jouissent de ces propriétés. Telle est évidemment la base du système Raspail. Et ce système est rationnel, puisque ce sont des substances chimiques acides ou basiques qui sont la cause de nos maladies.

Donc, sans connaître la cause de la maladie, on peut la neutraliser, soit par un électuaire qui rétablit dans le corps la santé en y apportant un composé harmonique de substances dont les actions multiples absorbent l'action de la cause du mal ; soit, ce qui est un peu plus direct, en y apportant un corps bon à neutraliser toute action nuisible, par double combinaison, la panacée.

La panacée chimique est l'intermédiaire rationnel entre l'électuaire et le médicament simple ou dosimétrique qui exige, lui, la connaissance directe du genre de neutralisation chimique à opérer. Le médicament dosimétrique n'en est pas moins, comme résultat définitif, un neutralisant chimique.

Donc, à notre humble avis, un médecin ne doit mépriser aucune manière de guérir, quand même la véritable raison de la cure serait un peu nébuleuse, pourvu que le procédé en soit rationnel. Le médecin ne doit pas admettre le nihilisme médical. Et mieux vaut l'électuaire, la panacée, l'alexipharmaque, que la Nihiliste pilule de Mica panis. Du reste, le bon sens vulgaire est entré dans cette voie, et la liqueur hygiénique de Raspail a depuis longtemps triomphé, sur toutes les tables, au grand bénéfice des personnes qui ont soutenu, propagé et répandu cette bienfaisante panacée. Nous croyons que Messieurs les médecins feraient bien de profiter de l'exemple, et de se créer de bons bénéfices, en composant des liqueurs hygiéniques avec les électuaires et médicaments magistraux. Ces médicaments rendraient, comme panacées, de bien meilleurs services que la simple expectation.

PRÉCAUTIONS QUE DOIVENT PRENDRE LES PHTHISIQUES OU PERSONNES SOUFFRANTES, POUR AÉRER LEURS APPARTEMENTS.

Ces personnes doivent forcément prendre garde aux miasmes et, par suite, prendre toutes les précautions possibles pour s'en préserver. Si elles possèdent plusieurs appartements, elles devront prendre le soin d'en réserver toujours un fermé, pendant qu'elles ouvrent les fenêtres des autres. Alors, si elles viennent à sentir une fumée suspecte, ou un miasme comme ceux que nous avons indiqués, elles doivent immédiatement se réfugier dans l'appartement fermé, et n'en sortir que lorsqu'elles s'apercevront que le miasme est passé. De même, elles ne devront jamais fermer les fenêtres d'un appartement, sans s'être bien assurées, par leur odorat, que l'air qui s'y trouve renouvelé est convenablement pur. Elles devront aérer fréquemment leurs appartements, et ne jamais laisser l'air s'y vicier.

Si ces personnes ne possèdent qu'une chambre, elles feront bien, lorsque passe un miasme, de s'enfermer dans leur alcôve ou leur cabinet de toilette. Si elles n'ont rien de cela, elles feront bien de sortir immédiatement de leur chambre pour quelques instants.

PHARMACIE MIASMIFUGE.

Nous avons donné toutes les preuves possibles qu'il y a des miasmes ou vapeurs chimiques, et que c'est là qu'on trouvera les causes de nos maladies. La conclusion, c'est qu'il est de la plus haute importance d'avoir toujours, sous la main, un assemblage de médicaments tout prêts que nous appellerons Pharmacie miasmifuge. Ces médicaments seront destinés à neutraliser, annihiler immédiatement les miasmes, sitôt que l'organisme en aura été contaminé par les voies pulmonaires. On n'aura qu'à lire les traitements indiqués pour chaque miasme, et on pourra faire, soi-même, la liste des médicaments, aliments, boissons, vins et liqueurs miasmifuges. Nous ne ferons que revenir sur les découvertes qui nous appartiennent en propre.

Les fumigations de corps gras sont antiphlogistiques, antifébriles. Elles protègent les poumons contre les inflammations; elles suppriment la phtisie pulmonaire; elles suppriment beaucoup de maux de dents, principalement ceux causés par l'arsenic, le phosphore, l'acide sulfureux et le mercure.

Enfin, elles contribuent pour beaucoup à engraisser les personnes naturellement maigres ou celles qui dépérissaient.

Le Raspail est antidote de la fièvre, des tremblements nerveux, des inflammations. Le Raspail, introduit dans le nez, supprimera des coryzas avant qu'ils n'aient eu le temps de prendre pied dans le cerveau ou plutôt le nez. Bien souvent, une goutte de la liqueur Raspail, introduite dans le nez, supprimera des maux de dents dus aux causes chimiques énumérées pour les corps gras. Combiné avec les eaux de Saint-Galmier et de Vichy, c'est le meilleur traitement du système nerveux.

Poudre de riz. — La poudre de riz, inhalée dans les poumons, supprime la fièvre et les inflammations de ces organes par les miasmes corrosifs, absolument comme elle supprime les rougeurs et inflammations du visage.

L'inhalation de poudre de riz est constipante, d'une façon d'autant plus directe qu'elle se rend à l'intestin par les appareils de sécrétions relâchées, par les canaux des glandes intestinales elles-mêmes.

L'inhalation de poudre de riz calme les érections douloureuses.

L'inhalation de poudre de riz supprime les pertes séminales nocturnes.

FUMÉES DE GOUDRON.

C'est en voyant notre jardinier faire bouillir du goudron dans une casserole que nous avons admiré et résolu d'utiliser ce moyen comme le plus avantageux que l'on puisse trouver pour faire des fumigations, des inhalations de fumées de goudron dans les voies pulmonaires.

Nous conseillerons toujours à nos lecteurs d'avoir toujours de l'éther dont les inhalations sont antifébriles, aident le poumon à digérer les corps gras, et dissolvent tant bien que mal les miasmes.

L'acide phénique sera bon à respirer pour neutraliser les corps basiques, principalement la créosote et la caféine des vapeurs de café qui grille.

L'ammoniaque sera bonne à respirer pour neutraliser les miasmes acides, les vapeurs alcooliques et les miasmes mercuriels.

L'essence de térébenthine sera bonne à respirer

pour neutraliser les miasmes de phosphore et de plomb. Les perles de Clertan seront bonnes à prendre par la voie stomacale dans les mêmes conditions.

Eaux minérales. — On devra toujours avoir chez soi de l'eau de Saint-Galmier Badoit, de l'eau de Vichy-Saint-Yorre, de l'eau sulfureuse de Labassère et de l'eau de seltz.

Eau de Saint-Galmier. — Cette eau supprime les inflammations de toutes les muqueuses. On devra donc s'en servir pour se laver les yeux, les oreilles, le nez et la gorge; pour faire disparaître tous les commencements d'inflammation et de névralgies de ces organes par les miasmes corrosifs et névralgiques. C'est le meilleur antidote des salivations, des névralgies et des maux de dents causés par le mercure ou ses composés. En boisson, elle supprime toutes les inflammations de l'estomac et des intestins. De toute façon, quand elle n'agit pas assez puissamment, on ajoute à ses propriétés basiques, par une addition de bicarbonate de magnésie. Elle supprime aussi les inflammations, les congestions des poumons, par la voie des vaisseaux sanguins.

L'eau de Saint-Galmier empêche aussi les congestions du cerveau par les boissons alcooliques. Elle permet de les supporter jusqu'au vomissement, sans que l'ivresse n'arrive. L'eau de Saint-Galmier rend l'ivresse impossible. L'ivresse sera encore moins possible si, avant de se livrer aux libations bachiques qui, en nombreuse compagnie, vont toujours plus loin qu'on ne le voudrait, si, dis-je, on s'est pratiqué quelques inhalations d'ammoniaque.

L'eau de Saint-Galmier Badoit nous a, pour ainsi dire, sauvé la vie.

L'eau de Saint-Galmier est appelée à un grand avenir pour calmer les inflammations secrètes.

Eau de Vichy. — L'eau de Vichy-Saint-Yorre nous a également sauvé la vie. C'est l'antidote spécial des inflammations, des névralgies et des salivations causées par les miasmes ou vapeurs d'arsenic. Elle agit souverainement en ces circonstances. Tandis que l'eau de Saint-Galmier n'agira ni contre la salivation, ni contre les flatulences arsenicales.

Donc, l'employer en lotions contre les inflammations et névralgies arsenicales des yeux, oreilles, dents et nez.

Elle est bonne avec l'eau de Saint-Galmier contre les vapeurs de café qui grille.

Elle est bonne contre les inhalations accidentelles de miasme de nicotine causés par des paquets de tabac jetés imprudemment au feu. Ces fumées peuvent occasionner des érysipèles.

On devra avoir de la poudre de bicarbonate de soude, pour renforcer au besoin l'action de l'eau de Vichy.

Les pastilles de charbon sont un bon adjuvant de l'eau de Vichy-Saint-Yorre pour supprimer les flatulences arsenicales et phosphorées.

Les pastilles au chlorate de potasse sont bonnes, partout où sont bonnes les eaux de Saint-Galmier et de Vichy.

Eau sulfureuse de Labassère. — L'eau sulfureuse est indispensable pour supprimer le saturnisme des villes. Les pastilles de soufre également. Il serait bon aussi d'avoir de l'acide sulfhydrique. Mais ce produit sent très mauvais, et il faudrait beaucoup de précautions pour ne pas incommoder le voisinage et même pour ne pas s'asphyxier.

On n'oubliera jamais, en cas de miasme de plomb, de se laver les yeux, le nez, la gorge et les oreilles, avec de l'eau sulfureuse de Labassère.

Il ne sera pas mauvais de respirer, en ces circonstances, des vapeurs de chlore.

L'eau sulfureuse est destinée à supprimer la gravelle urique, et l'albuminurie au début.

Une des propriétés que nous avons découvertes à l'eau sulfureuse, c'est qu'en boisson par gorgées, jointe à l'inhalation de poudre de riz, et à la tisane de gomme, cette eau facilite rapidement la maturation d'un rhume que l'on n'a pu éviter, et favorise ainsi les expectorations bronchiques.

On fera bien de prendre de temps à autre des bains sulfureux.

Eau de seltz. — L'eau de seltz est bonne comme stimulant de l'estomac. Elle est bonne en raison de son acidité, contre tous les miasmes basiques, principalement la créosote, la suie créosotée, l'atropine. Elle est excellente pour augmenter l'acidité des eaux de Saint-Galmier et de Vichy, et champaniser le vin blanc. Elle est bonne pour les rétrécissements de l'estomac. Il faut en suspendre l'usage quand on a l'estomac ou le ventre gonflés par des gaz.

Le fer est très bon pour combattre les miasmes acides, le mercure et, en général, l'anémie. Il est très avantageux contre les miasmes infectieux. Mais il prédispose à la salivation; il faudra donc faire attention à cette défectuosité.

On devra toujours avoir chez soi du goudron sous toutes ses formes. Le goudron est bon contre tous les miasmes corrosifs et contre les vieux rhumes. Le vin de quinquina est bon pour constiper, tonifier les tissus, et empêcher les eaux minérales énumérées ci-dessus, de purger ceux qui en boivent. Le vin de Bellini, qui nous a été indiqué par la quatrième page du principal journal de la Charente-Inférieure, est excellent pour l'estomac. Nous croyons, qu'en général, on abuse du vin de quinquina. Beaucoup de personnes en boivent comme du vin ordinaire. Nous croyons que la dose d'un petit verre de liqueur suffit pour amener la constipation.

Aliments de revivification des tempéraments débilités par les phtisies de toutes natures et par la passion de l'amour. — Indispensables pendant les épidémies, celle de choléra en particulier.

Nous conseillons beaucoup le régime des œufs crus, c'est-à-dire le régime par les germes vivants, la caviarthérapie et l'ovothérapie. Les œufs de poissons : esturgeons, langoustes, harengs, écrevisses ou chevrettes sont appelés santé pour cette raison.

Nous conseillons beaucoup la vivothérapie, la molluscothérapie, c'est-à-dire le régime par les animaux vivants et non cuits. Les mollusques de petit volume et les huîtres peuvent se digérer crus et vivants et possèdent ainsi un grand pouvoir de revivification.

La vivothérapie, c'est l'électrisation par le fluide vital.

ART DE LA CALLIPÉDIE.

Nous sommes persuadé que c'est dans l'ovothérapie, la caviarthérapie et la vivothérapie ou molluscothérapie que l'on retrouvera l'art de la callipédie.

Nous conseillerons donc beaucoup de faire pratiquer ce régime aux femmes enceintes et aux enfants. Jointe à l'art d'éviter les miasmes, à la thérapeutique miasmifuge, la vivothérapie est destinée à fournir de belles générations, et à supprimer les imperfections qui sont dues aux émanations chimiques malsaines.

Qu'on ajoute ensuite à cela les parfums et les fleurs, et on multipliera le nombre des jolies femmes, en multipliant les soins destinés à les perfectionner. N'est-ce pas au soleil, aux parfums et aux fleurs que les orientaux doivent la beauté de leurs formes?

La gymnastique, combinée à tous ces procédés, en supprimera complètement les effets énervants, pour n'en conserver que les effets avantageux, et leur donner une impulsion rationnelle et dynamique.

Boissons. — On devra toujours avoir sous la main la bière qui, étant faite avec de l'orge germée, est une sorte d'eau-de-vie.

La pratique du tabac à priser et à fumer, employé sans abus, à bon escient, est indispensable pour protéger les dents et les poumons contre les miasmes corrosifs, névralgiques et infectieux.

Eviter d'avaler la nicotine qui se dépose sur la langue humide. Avoir des pipes à longs tuyaux.

Le cidre, le vin blanc, le vermouth, le vin de Champagne, le vin du Rhin, le vin de Bourgogne, le vin de Bordeaux sont les vins de santé par excellence.

Le rhum, l'eau-de-vie, l'anisette, le cassis, le curaçao, les chartreuses jaune et verte, le Raspail, le kirsch, le kummel et l'absinthe sont d'excellentes liqueurs hygiéniques.

Le café à l'eau-de-vie supprime certains rhumes dès leur début.

Le café au lait empêche la constipation.

Promenades. — A toutes ces mesures d'hygiène, on doit ajouter la promenade en pleine campagne. Au besoin, s'y rendre en voiture fermée, pour éviter les miasmes des villes.

On fait alors, par l'absorption des germes microscopiques de l'air, une sorte de vivothérapie par les poumons.

TABLE GÉNÉRALE DES MATIÈRES

Paris. — A. PARENT, imp. de la Fac. de médec., A. DAVY, successeur, 52, rue Madame et rue M.-le-Prince, 14.

SOMMAIRE DE L'OPUSCULE MIASMIFUGE

La suppression des maladies : Anémie, coryzas, angines, laryngites, bronchites, pneumonies.

Phtisie, fièvre typhoïde, choléra.

Maux des yeux, des oreilles et des dents. — Migraines; par la connaissance de leurs causes :

Les miasmes chimiques.

Le moyen de se soustraire aux actions nuisibles des substances chimiques indispensables aux besoins journaliers de la civilisation.

Étude sur le chemin d'une bulle de gaz chimique dans l'organisme.

Les quatres phtisies ou consomptions humaines : Pulmonaire, cutanée, intestinale et... féminine.

Météorologie des miasmes chimiques.

Troubles atmosphériques : pluies, vents, tempêtes, ouragans causés par la présence des miasmes dans l'air.

Inondations concomitantes aux épidémies.

Thérapeutique : De l'utilité d'avoir toujours sous la main un certain nombre de médicaments et d'eaux minérales pour combattre les miasmes.

L'art de combattre également les miasmes par le tabac, la poudre de riz, les parfums, les fleurs, les confiseries, les aliments, les boissons, les liqueurs, la bijouterie, l'orfèvrerie et les ornements métalliques.

Paris. — A. PARENT, imp. de la Fac. de médec., A. DAVY, successeur, 52, rue Madame et rue M.-le-Prince, 14.

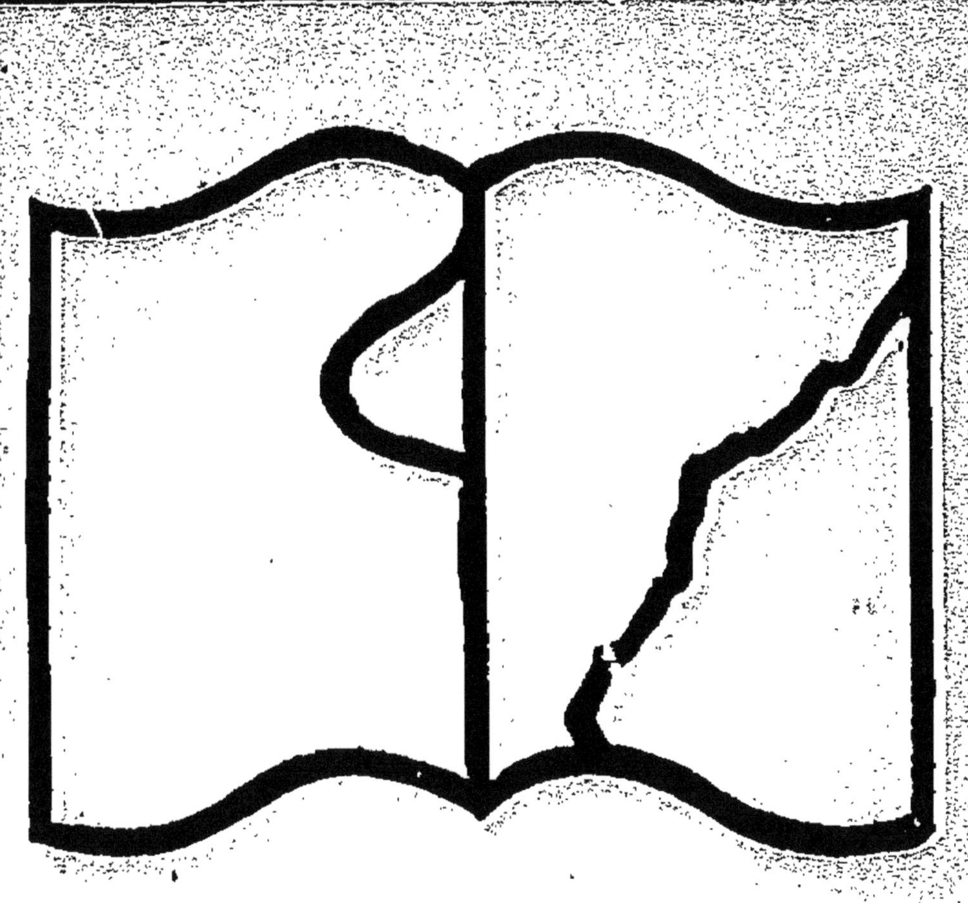

www.ingramcontent.com/pod-product-compliance
Ingram Content Group UK Ltd.
Pitfield, Milton Keynes, MK11 3LW, UK
UKHW020329230726
13925UKWH00002B/696

9 782013 581936